青少年 科学 学 营 养 配 餐

刘方成 ◇主编

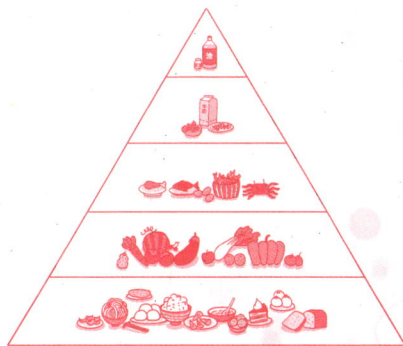

中国健康传媒集团
中国医药科技出版社

内容提要

科学营养配餐有助于满足青少年对能量和各种营养的需求，维护身体各项功能，促进生长发育，增强体质，提高免疫力，进而提升学习效率。全书从"营养知识　学生必备""平衡膳食　健康保证""学生就餐　营养指标""一日三餐　合理安排""食品卫生　安全保障""良好习惯　文明用餐""饮食调理　健脑护眼""学生配餐　精选食谱"八方面展开，进行科学分析与评述。此外，本书还提供了一周配餐表和精选食谱供读者参考，可扫码进行阅读。本书可给广大读者提供有关青少年健康合理饮食的参考。

图书在版编目（CIP）数据

青少年科学营养配餐 / 刘方成主编 . -- 北京 : 中国医药科技出版社，2025.3

ISBN 978-7-5214-4057-7

Ⅰ. ①青… Ⅱ. ①吴… Ⅲ. ①青少年 – 膳食营养
Ⅳ. ① R153.2

中国国家版本馆 CIP 数据核字（2023）第 146025 号

美术编辑　陈君杞

版式设计　南博文化

出版　**中国健康传媒集团** | 中国医药科技出版社

地址　北京市海淀区文慧园北路甲 22 号

邮编　100082

电话　发行：010-62227427　邮购：010-62236938

网址　www.cmstp.com

规格　710×1000mm $^1/_{16}$

印张　14 $^1/_2$

字数　264 千字

版次　2025 年 3 月第 1 版

印次　2025 年 3 月第 1 次印刷

印刷　大厂回族自治县彩虹印刷有限公司

经销　全国各地新华书店

书号　ISBN 978-7-5214-4057-7

定价　**58.00 元**

获取新书信息、投稿、为图书纠错，请扫码联系我们。

作者名单

主　编　刘方成

编　委　（排名不分先后）

　　　　刘方蜀　刘　燕　吴美云　李　诚

　　　　赵燕春　谢云国　夏秀丽

Preface
前言

《青少年科学营养配餐》一书，是一本合理安排中小学生一日三餐，有利于身体健康的科普性书籍。

开篇从营养学角度讲述了青少年所需主要营养素的功能及食物来源。营养素指供能营养素（蛋白质、脂肪、碳水化合物）、维生素、矿物质、膳食纤维、水和植物化学物质。综述了学生营养配餐的各项指标，具体如下。

1.中国居民膳食营养素参考量，是青少年配餐的主要营养指标。因为一日三餐食用的食物种类不一定齐全，而且早餐、午餐、晚餐各具特点，所以配餐食谱的营养素参考量既要营养需求达标又要兼顾各餐次的特点，做到全天营养素之间互补，相互调剂。

2.每人每天膳食量化表，在膳食宝塔的基础上，进一步细化、深化。把膳食按比例分类，合理分成五大类十三小类，并指出每一分类食物的营养特征。

3.按食量估算各类食物重量，这是人体平衡膳食、均衡营养的基础。

4.简明表达营养配餐中需要注意的几种比例关系，力求营养全面、适量与均衡。进而落实到学生营养配餐的原则、要求、设计、方法和各餐营养食谱实例。

各餐配餐食谱以1000kcal能量为基准，全天三餐配餐食谱以2400kcal为基准，彼此间有可比性、通用性、交换性、可选性，应用方便快捷。

书中配餐食谱均是精心设计、计算，经多次调整后的达标营养食谱，运用排列组合方法可以做到长期用膳不重复，而且实用、方便、快捷。通过统计测定就餐人所需能量，确定能量系数，结合达标营养食谱，还可以制定出多种个性化就餐学生所需的营养食谱。

本书为学校、营养餐生产单位及家长、学生营养配餐之用，是一本实用工具书。本书还适用于美食爱好者配餐参考。

本书在写作过程中得到中国营养学会、中国老教授协会营养与保健专业委员会多位专家的指导与帮助，在此表示真诚的谢意。书中不足与不当之处，欢迎批评指正。

编　者

2019年5月

Contents
目录

营养知识
学生必备

**平衡膳食
健康保证**

学生就餐营养指标

一日三餐合理安排

食品卫生安全保障

良好习惯文明用餐

**学生配餐
精选食谱**

目录

营养知识
学生必备

营养贵在全面适量与均衡

　　"人是铁，饭是钢，一顿不吃饿得慌""民以食为天"这些俗语十分精辟地说明，人通过食物来维系着生命与健康。这是因为食物中存在着人赖以生存的营养物质，这些物质是宏量营养素，包括蛋白质、脂类和碳水化合物（又称糖类）。宏量营养素在人体内氧化，产生人体需要的能量；微量营养素包括矿物质（又称无机盐）、维生素；其他膳食成分包括水、膳食纤维和其他生物活性物质。我们把食物中这些能对人体发挥营养作用的有效成分统称为营养素。

　　各种营养素在人体内都具有独特的营养功能，同人体生理活动密切配合，共同参与和调节生命活动，促进生长发育，维持健康水平。概括起来，各种营养素的生理功能是：①构成和修补人体组织，即人体各种组织细胞是由多种营养素构成的；②调节生理功能，即人体内调节生命活动的重要物质（如激素、酶、抗体等）是由各种营养素合成的；③提供能量，即人体从事生理活动、工作、学习、生活所需要的能量是由三大供热营养素蛋白质、脂肪、碳水化合物在体内氧化产生的。膳食纤维和其他一些生物活性物质在体内还具有特殊功能。

　　学生对各种营养素的摄入必须全面、充足。各种营养素在体内各有专司，相互之间不能代替。如果膳食安排不当，较长时间缺乏某种或多种营养素，健康就会出现问题，对于处在生长发育期的学生尤为显著。如，长期缺钙会使骨骼的生长和健康受到影响。钙是人体骨骼、牙齿、指甲的主要组成成分，长期缺钙会使骨细胞的生成受到阻碍，造成骨骼发育迟缓、停滞或畸形，导致学生身材矮小、胸骨畸形、腿骨弯曲或呈"X"形（即膝外翻，俗称"外八字腿"）或呈"O"形（即膝内翻，俗称"罗圈腿"）。此外，缺钙还会影响人的性格、情绪、睡眠、血压等，影响神经系统、循环系统、消化系统的发育和正常功能。再如，如果长期缺乏维生素A，不仅生长发育缓慢、抵抗力低、体弱多病，还会影响正常视觉，使暗适应能力减弱、皮肤粗糙、对化学致癌物的易感性增加等，造成营养不良。

　　学生对各种营养素的摄入还应该适量和均衡，保持适当的比例关系。如果长时间营养过剩或营养素之间配比不适宜，就会由于营养失衡而导致代谢性疾病的发生或影响相关营养素的吸收利用。上面我们举了缺钙对学生生长与健康影响的例子，但是如果只注意钙的补充，而忽略了蛋白质、磷、镁、维生素D等与钙吸收相关营养素的均衡提供，同样会影响骨细胞的生成和血钙的含量，影响钙在体内的吸收率，从而难以达到补钙效果。再如，碳水化合物、脂肪、蛋白质提供过多，长期能量过剩，会造成体内脂肪的堆积，导致肥胖。而生长期的肥胖儿，由于体内纯脂肪细胞的数量高于正常值，所以多在成年后终生肥胖，难以减重，为多种疾病如高脂血症、动脉硬化、高血压、糖尿病、脂肪肝等埋下了隐患。

所以，合理营养是学生身体健康之本，营养贵在全面、适量与均衡。

下面让我们走进营养科学的大门，去认识营养素，了解各种营养素存在于哪些食物之中。

蛋白质——生命的物质基础

学生每天都应该喝牛奶（或豆奶、豆浆），吃鸡蛋和一定量的肉、鱼，这些食物可以使人体格强壮，精力充沛，耐力持久，抵抗力强。这是因为肉、蛋、奶中含有丰富的人体必需营养素——蛋白质。

■ 蛋白质的营养功能

蛋白质是生命的重要组成成分，与生命活动息息相关，是青少年身体健康的保证。

蛋白质是大脑的重要组成成分，主持着大脑的兴奋与抑制过程。蛋白质可与铁等营养素合成血红蛋白，通过血液循环向人体的各种组织输送氧并带走二氧化碳，充足的血红蛋白和氧气使大脑灵活敏锐，记忆力增强，所以蛋白质是青少年必备的营养素。

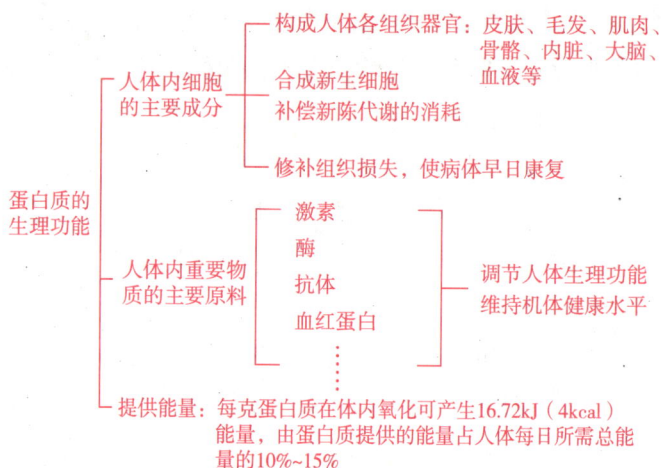

蛋白质的
生理功能

人体内细胞
的主要成分
— 构成人体各组织器官：皮肤、毛发、肌肉、骨骼、内脏、大脑、血液等
合成新生细胞
补偿新陈代谢的消耗
— 修补组织损失，使病体早日康复

人体内重要物
质的主要原料
激素
酶
抗体
血红蛋白
— 调节人体生理功能
维持机体健康水平

— 提供能量：每克蛋白质在体内氧化可产生16.72kJ（4kcal）能量，由蛋白质提供的能量占人体每日所需总能量的10%~15%

蛋白质的生理功能

■ 食物蛋白质的质量有高有低

自然界中许多食物都含有丰富的蛋白质，如牛奶、鸡蛋、瘦肉、豆类及其制品，粮食也是蛋白质的重要来源。另外，食用菌（如木耳、银耳、香菇、草菇、鲜蘑、金针菇等）、藻类食品（如海带、紫菜）和坚果类（如花生、瓜子、松子、杏仁、核桃等）也含有一定量的蛋白质。

虽然许多食物都是蛋白质的食物来源，但各种食物蛋白质的质量，或者说蛋白质的营养价值却有高有低。为什么都是蛋白质，营养价值会参差不齐呢？这需要从蛋白质的结构说起。蛋白质是由20多种氨基酸组成的，每种食物中蛋白质所含氨基酸的种类和数量均不相同。人体内的蛋白质需要全面的氨基酸来合成，人可以自身合成出十几种氨基酸，但是有8种氨基酸是人体不能合成的，必须由食物蛋白质来提供。这8种氨基酸称为必需氨基酸，人体可以自身合成的氨基酸叫做非必需氨基酸。当人通过食物可以获得种类齐全、数量又适宜的必需氨基酸时，人体蛋白质的合成很顺利。反之，食物蛋白质中如果缺少人体必需氨基酸，人体蛋白质的合成就会因缺乏原料而无法进行。因此，食物蛋白质中8种必需氨基酸的组成情况决定了其营养价值的高低。我们衡量一种食物蛋白质的质量优劣时，不用看其他氨基酸的种类与数量，只需考虑8种必需氨基酸就可以了。通常情况下，根据食物蛋白质中8种氨基酸的组成情况，蛋白质可分为以下三类。

	名称	几种必需氨基酸组成情况	代表食物
蛋白质的分类	完全蛋白质	种类齐全 比例适宜 数量充足	瘦肉、奶、蛋及其制品 大豆（黄豆、青豆、黑豆）及其制品
	半完全蛋白质	种类齐全 比例适宜 有些数量偏低	米、麦、土豆、花生
	不完全蛋白质	种类不全	玉米、豌豆 肉皮、结缔组织

蛋白质的分类

■ 提高膳食蛋白质营养价值的途径

从上面的介绍大家不难看出，粮食不管是大米、面粉还是玉米粉，其蛋白质的质量均不高。我国膳食结构是以植物性食物为主的，国民以粮食制品为主食。这无疑会影响膳食的营养价值。那么有什么办法能够在不改变食物结构的前提下，提高膳食蛋白质的营养价值呢？可从以下几方面考虑。

1.利用蛋白质的互补作用提高蛋白质营养价值

蒸玉米面发糕时，人们常把黄玉米粉与大豆粉掺在一起蒸制，这是日常生活中最常见的一种提高膳食蛋白质营养价值的办法——利用蛋白质的互补作用。

蛋白质的互补作用是指把不同种类的食物混合食用，食物蛋白质可以相互补充含量缺乏或不足的氨基酸，取长补短使混合食物蛋白质的组成更接近人体的需要，从而提高混合食物蛋白质的生理价值。例如纯玉米粉的蛋白质是不完全蛋白质，若以科学的比例加入一定量的黄豆粉，制成玉米粉和黄豆粉的混合食品，其蛋白质的营养价值将大有提升，几乎可以和牛肉媲美。这是由于玉米粉蛋白质中所缺乏的赖氨酸被黄豆蛋白质中所含有的高赖氨酸所弥补，而黄豆蛋白质中有限的蛋氨酸又为玉米蛋白质中多量的蛋氨酸所补充。

生物价是衡量蛋白质营养价值高低的指标，生物价越高，蛋白质的营养价值越高。一些常见食物单独食用时的生物价分别是：小麦67，玉米60，大豆64，小米57，面筋67，豆腐干65，鸡蛋94，牛奶85，牛肉76。

根据上面所说，日常生活中粮与豆混吃对身体有益。豆饭、豆沙包、豆粥、八宝粥的蛋白质营养价值高于米饭、馒头和米粥、小米粥等单一品种粮食制品。

黄豆可以加工成豆腐及豆制品，大豆蛋白质是植物蛋白质中营养价值最高的。但是其中蛋氨酸的含量稍低，而各种肉类、蛋类食品中蛋氨酸的含量丰富。所以，鸡蛋炒豆腐、锅塌豆腐、麻婆豆腐、家常豆腐、豆腐烧鱼等都符合蛋白质互补原理，这些菜的营养价值高于素炒豆腐和葱拌豆腐。

2.合理加工、合理烹调，提高食物蛋白质的消化吸收率

食物蛋白质的消化吸收率越高，利用率也越高，其营养效能发挥得也越好。同一种食物加工与烹调方法不同，消化吸收率会有很大的区别。

上面我们讲到黄豆是优质蛋白质的食物来源，我国国家食物与营养指导委员会在全国范围内开展了"大豆行动计划"，中国营养学会也在《中国居民膳食指南》和《中国居民平衡膳食宝塔》中强调要常吃豆类及豆制品，其目的均在于通过吃大豆来提高膳食蛋白质中优质蛋白质的比例，提高居民健康水平。但是，如果食用黄豆的方法不对，其营养价值会大打折扣。

黄豆整粒炒，其蛋白质消化率仅为54%；发芽制成黄豆芽炒制，消化吸收率为65%；若加工成豆浆，其值增加到85%；在豆浆中加入电解质（石膏、卤水或内酯）制成豆腐，其蛋白质的消化吸收率高达90%。

鸡蛋的蛋白质营养价值为食物之首，是优秀的健脑食物，学生每天应吃一个鸡蛋。近年来许多临床营养研究显示"一天一个蛋，营养不零蛋"，肯定了鸡蛋的高营养价值。

鸡蛋比动物肉要容易成熟，因此要格外注意烹调的火候。鸡蛋蛋白成熟温度为55℃，蛋黄成熟温度为65℃，也就是说60~70℃时，鸡蛋即成为凝固状态。如果鸡蛋加热时间过长、温度太高，则其蛋白质过度变性，鸡蛋白韧硬，难以咀嚼，出现异味，不易消化；而鸡蛋黄表面则产生了一层颜色为青

绿色的硫化铁。一般情况下，煮鸡蛋应用冷水，加热至煮沸后3~5分钟，待鸡蛋白和蛋黄恰好凝固时食用，口感鲜香且易于消化吸收。油煎鸡蛋更要控制好火候与时间，切忌将鸡蛋煎焦硬。

吃鸡蛋还应注意以下两点。

（1）鸡蛋不能生吃，即便是刚刚生出的新鲜鸡蛋也是如此。因为生鸡蛋内含有细菌，不利于卫生。另外生鸡蛋中含有妨碍蛋白质消化和一些营养素吸收的物质——抗胰蛋白酶和抗生物素。一些人吃生鸡蛋还会有过敏反应。

（2）要吃新鲜鸡蛋。陈蛋营养价值降低，臭鸡蛋已腐败变质，失去了食物价值。

新鲜鸡蛋可用以下方法辨别。

（1）鲜蛋表面有一层霜状物质，无光泽，称"壳上膜"。它可以保护鸡蛋壳上的气孔，防止外界微生物的污染和鸡蛋营养物的损失。壳上膜经摩擦、水洗或久置，就会破损或脱落。陈蛋表面放亮光滑，掂在手上无沉重感。

（2）鲜蛋蛋白浓稀分明，黏度大。陈蛋蛋白变稀，水样化蛋白增多。

（3）鲜蛋蛋黄膜具有张力和弹性，蛋黄凸起呈圆球状。陈蛋蛋黄张力和弹性下降，蛋黄平坦以至散黄。由于蛋黄密度小，贮存时间长了，蛋黄会逐渐上浮，贴近蛋壳，形成贴皮蛋，营养价值下降，风味也会改变。

（4）鲜蛋气室小，陈蛋气室增大。

（5）鸡蛋产生异味时意味着已经变质，绝不能食用。

■ 学生蛋白质参考摄入量

综上所述，学生每日蛋白质供给应该量足质高，否则会使学生体重减轻、抵抗力降低、易感疲劳、智力下降。但是蛋白质也不能摄取过多，因为过多的食物蛋白难以全部消化吸收，会造成学生胃、肠、肝、肾及胰腺的负担，引起负面影响。其中完全蛋白质的供应应不低于1/3。学生每日蛋白质参考摄入量见中国居民营养素参考摄入量表。

脂肪——给大脑"加油"

　　说到脂肪许多人感到陌生，但如果说猪油、羊油、奶油、花生油，则几乎是人尽皆知了，这些油都是食物脂肪。近年来，脂肪的"声誉"不佳，人们常把脂肪和肥胖、高血压、高胆固醇、脑血管病、动脉硬化联系在一起，从而对含油食物"敬而远之"，认为油荤吃得越少越好，尤其是一些女学生为了身材苗条而不再敢吃红烧肉、烤鸭、炸鸡等含脂肪量高的食物，这种认识未免过于偏激，是不对的。脂肪是维持健康、促进发育必不可少的营养素。

　　食物脂肪有可见的，如各种油脂及肥肉中的油膘，还有些食物脂肪是隐性的，与食物的蛋白质等成分结合在一起，肉眼观察不到。如猪里脊肉我们常叫作"纯瘦肉"，其实其中含有10%的猪脂肪；鸡蛋黄中含有33%的鸡蛋油；松子、花生、核桃中也含有十分丰富的脂肪，含量都在50%以上。脂肪是结构复杂的有机化合物。

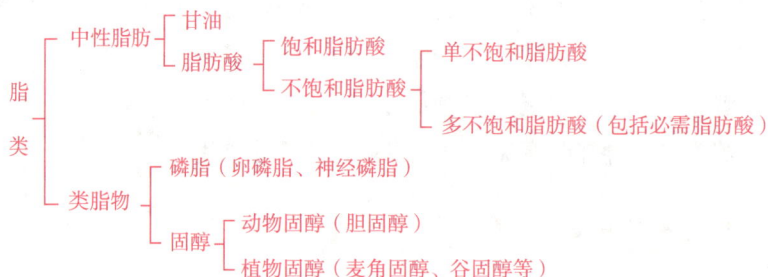

```
         ┌ 中性脂肪 ┬ 甘油
         │          └ 脂肪酸 ┬ 饱和脂肪酸
脂        │                   └ 不饱和脂肪酸 ┬ 单不饱和脂肪酸
         │                                   └ 多不饱和脂肪酸（包括必需脂肪酸）
类        │
         │          ┌ 磷脂（卵磷脂、神经磷脂）
         └ 类脂物 ┤
                    └ 固醇 ┬ 动物固醇（胆固醇）
                           └ 植物固醇（麦角固醇、谷固醇等）
```

脂肪组成

　　食物脂肪有两大类。一类为动物脂肪，如在肉、蛋、奶中均匀分布的脂肪及猪油、牛油、羊油、鸡油、鸭油、奶油、黄油等。这类脂肪多呈固态，含饱和脂肪酸多，并含胆固醇和磷脂。另一类为植物脂肪，如在大豆、芝麻、花生、瓜子、核桃等坚果类食物中均匀分布的脂肪及香油、豆油、花生油、菜籽油等植物油。这类脂肪多呈液态，含不饱和脂肪酸和必需脂肪酸多，并含有植物固醇和磷脂。

■ 脂肪的生理功能

1.脂肪是富含能量的营养素

每克脂肪在人体内氧化可产生37.6kJ（9kcal）能量，相当于蛋白质、碳水化合物产能量的2.25倍。学生每日需要的总能量有25%~30%是由脂肪提供的。

2.脂肪是人体细胞的重要成分

脂肪存在于各种组织器官中。人体大脑的主要组分就是脂肪。脂肪中的多不饱和脂肪酸可以显著提高记忆力和判断能力。脂肪中的卵磷脂在人体内参与乙酰胆碱的合成，乙酰胆碱是脑神经细胞间传递信息的重要物质，可以增强学生的记忆力，保证脑功能的正常发挥。脂肪还以体脂的形式存在于皮下（皮下脂肪层）和体腔（如胸腔、腹腔）。皮下脂肪具有滋润皮肤、保护体温的作用，体腔脂肪可以保护和支撑内脏。此外，磷脂和固醇是构成细胞膜的主要物质。

3.脂肪作为脂溶性维生素的溶剂，有利于脂溶性维生素在人体内的吸收与利用

如果膳食脂肪很少，脂溶性维生素难以溶解，不能被人体吸收，会导致这些维生素的缺乏。例如胡萝卜含有丰富的胡萝卜素，胡萝卜素是一种脂溶性维生素，如果生食胡萝卜，因没有脂肪作溶剂，其中的胡萝卜素很难利用，绝大部分被排泄掉了，不能充分发挥营养效用。若将胡萝卜用油炒制，或炸胡萝卜丸子、肉炖胡萝卜块，则其中的胡萝卜素绝大部分可以被人体吸收利用，其营养效能可以充分发挥。

4.脂肪具有重要的调节生理功能的作用

脂肪可促进发育，调节体内胆固醇代谢，保持皮肤和头发润泽，防止毛细血管壁脆性增加。

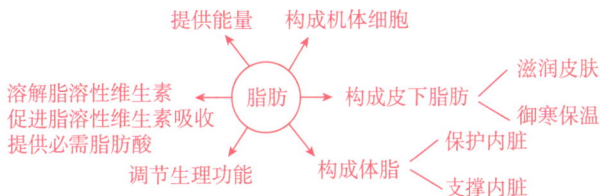

脂肪的生理功能

■ 科学用油

食物脂肪营养价值用消化吸收率、必需脂肪酸和脂溶性维生素的含量三个方面来衡量。消化吸收率高，必需脂肪酸和脂溶性维生素含量丰富的脂肪，营养价值高。

植物油，如大豆油、花生油、芝麻油、玉米油的营养价值高于动物油，但椰子油和棕榈油含饱和脂肪酸多。动物油中，鱼油含有丰富的多不饱和脂肪酸——二十二碳六烯酸（DHA）和二十碳五烯酸（EPA），消化吸收率高，有助于健脑；奶油、黄油中含有大量的维生素A和维生素D；畜肉脂肪（指猪油、牛油、羊油）营养价值低，鸡油和鸭油比畜肉脂肪营养价值高些，但低于鱼脂肪。

脂肪的质量比数量对人体健康影响更大，所以食用脂肪要讲究科学。脂肪的供给中应使饱和脂肪酸：单不饱和脂肪酸：多不饱和脂肪酸为1:1:1。粗略地说，动物脂肪与植物脂肪之比为1:2。多不饱和脂肪酸多为人体必需脂肪酸，包括 ω–6脂肪酸和 ω–3脂肪酸。ω–6脂肪酸存在于葵花籽油、玉米油、大豆油、花生油等植物油中，ω–3脂肪酸存在于海鱼、鱼油、核桃油等食物中。研究表明，当食用 ω–6脂肪酸与 ω–3脂肪酸的比例为4:1时，人体各项机能会处于最佳状态，有利于多种疾病的预防。但我国膳食结构中食用 ω6脂肪酸过多，营养配餐中要注意增加 ω–3脂肪酸的选用。

■ 学生脂肪参考摄入量

学生每日脂肪适宜摄入量为每日总能量的25%~30%，脂肪摄入量指的是每日食用的各种食物所含脂肪量和摄入的烹调油量之和。各年龄段学生每日脂肪摄入量见中国居民营养素参考摄入量表。

碳水化合物——能量的主力军

碳水化合物又称糖类。提到糖，人们自然想到甜，以为带甜味的食物就含有碳水化合物。这种想法不能说错，但不全面。因为我们吃的许多食物如粮食都没有甜的口感，但却含有十分丰富的碳水化合物。自然界的碳水化合物可以分成单糖、双糖和多糖三大类。

单糖是最简单的糖，包括葡萄糖、果糖、半乳糖、核糖等，可直接被人体吸收利用。水果中存在的糖主要为果糖。

双糖由两个单糖组成，包括蔗糖、麦芽糖、乳糖、海藻糖、纤维双糖等。日常生活中常用的白糖、红糖是蔗糖，饴糖是麦芽糖，动物乳汁如牛奶、奶粉中存在着乳糖。

多糖由许多单糖聚合而成，包括淀粉、糖原、纤维素、透明质酸、硫酸软骨素等。粮食、薯类中植物淀粉含量高达70%左右。杂豆（赤小豆、绿豆、豌豆、蚕豆）植物淀粉的含量大约50%，藕、山药、菱角等块根、块茎类食物中也含有大量植物淀粉。动物淀粉又叫糖原，存在于动物肌肉中的糖原叫肌糖原，存在于动物肝脏中的糖原叫肝糖原。但是动物淀粉的含量很低，只有1%左右。

■ 碳水化合物的生理功能

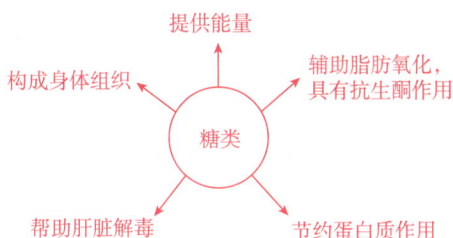

碳水化合物的生理功能

1.提供热量

碳水化合物是学生所需能量的主要来源，也是脑细胞活动的动力。每克碳水化合物可产生16kJ（4kcal）能量，人每天总能量的55%~65%来自碳水化合物。碳水化合物在人体内消化、吸收、氧化比蛋白质和脂肪迅速而完全，最为经济。

膳食中碳水化合物的充足供给，对蛋白质有节约作用。虽然蛋白质也提供10%~15%的热量，但其主要功能是构成细胞和体内重要物质。如糖类充足，人体首先利用糖类供给热量，从而减少了蛋白质单纯作为供给热量的分解代谢，有利于改善和提高蛋白质的利用，并增强人体内氮的贮存量，使蛋白质更有效地发挥生理功能。

2.构成人体组织

碳水化合物只占人体体重的1%左右，但却有重要的意义。糖是血液的重要成分，即血糖。正常情况下，糖类在人体内的合成与分解保持动态平衡状态。因此，血糖（确切地说是血葡萄糖）浓度也相对恒定。血糖保持相对恒定对学生具有重要的生理意义。因为大脑、中枢神经组织必须依靠血糖供给能量，血糖浓度过低时，心脏、肌肉、大脑的工作能力下降，学习效率不高，出现耐力不足、头晕、心悸及饥饿的感觉。当大脑严重缺乏能量时，可出现低血糖、惊厥和昏迷。

在体内，碳水化合物和蛋白质结合生成糖蛋白，糖蛋白是生成抗体、激素等重要物质的原料，黏多糖可与蛋白质结合成黏蛋白，是构成结缔组织的基质。半乳糖是构成人体神经组织的成分，糖原是人体热量的贮备。此外，人体内的脂肪成分也有一部分是由糖转化而生成的。

3.辅助脂肪的氧化

脂肪在人体内氧化产生能量的过程中首先生成酮，酮在糖类的辅助作用下继续氧化产生能量。若缺少糖类辅助，脂肪氧化不能彻底，酮在人体内积蓄，会发生酮血症、酮尿症。故而糖类的充足供给具有辅助脂肪彻底氧化和抗生酮作用。

4.帮助肝脏解毒

摄取足量的糖类，可产生多量的肝糖原，并贮存在肝脏中，从而增强肝细胞的再生，促进肝脏的代谢，增强肝脏的解毒能力，这对保护肝脏和人体健康十分重要。因而学生适量吃糖，既可以补充能量又有利于保肝。

■ 学生碳水化合物参考摄入量

青少年各年龄段碳水化合物参考摄入量见中国居民膳食营养素参考摄入量表。膳食中碳水化合物的主要食物来源应该是谷类食物或薯类食物，其次是杂豆类，块根、块茎类蔬菜和水果。纯糖类食物（如白糖、糖果、甜果汁、果酱）、糕点、蜂蜜不应占较大比例，以适量为宜。

能量——生命的能源

自然界中任何运动都需要能量，如电灯发光需要电能，汽车开动需要汽油。学生作为具有生命力的生物体，也需要能量的提供，只不过人体能量的来源与消耗过程更为复杂。

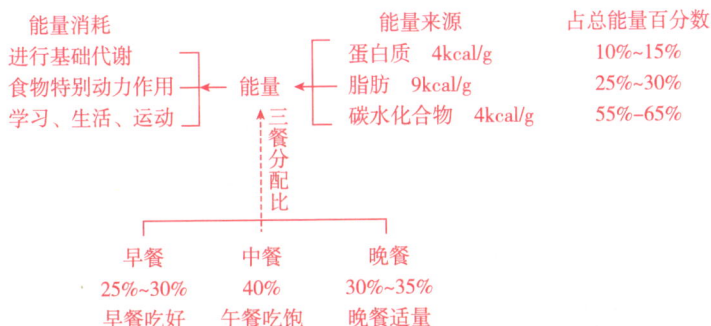

```
能量消耗                    能量来源              占总能量百分数
进行基础代谢                蛋白质  4kcal/g        10%~15%
食物特别动力作用  ←  能量  ←  脂肪   9kcal/g        25%~30%
学习、生活、运动             碳水化合物 4kcal/g     55%~65%
                    ↑
                  三餐分配比
                    ┆
        早餐        中餐        晚餐
      25%~30%       40%       30%~35%
      早餐吃好      午餐吃饱    晚餐适量
```

人体能量的来源与消耗

其中，进行基础代谢能量消耗是指人体在清醒时，神经、肌肉完全安静及空腹状态下，维持生命所必需的最低热能需要量。也就是说，当人体静卧在18~25℃的环境中，处于完全休息状态，既无体力劳动，也无脑力劳动，而且已停止进食12小时，消化系统也处于静止状态时，人维持体温、血液循环、心脏搏动、呼吸和肌肉紧张度等最基本的生命活动所需要的最低能量。

食物特别动力作用能量消耗是指由于摄取食物而引起的人体能量代谢的额外增高。一般情况下，食用普通食物，食物特别动力作用所引起的能量额外消耗相当于基础代谢的10%左右。

从事学习、生活、运动所需的能量是每日人体能量消耗的主要方面。学习时间越长，用脑越多，活动量越大，能量的消耗也越多。学生每日需要的能量是维持基础代谢、食物特别动力作用以及学习、生活、运动三方面所需能量的总和。能量是由蛋白质、脂肪和碳水化合物在体内氧化提供的。三种可以提供能量的营养素在摄入量上有一定的比例关系，即由蛋白质提供的能量占总能量的10%~15%，由脂肪提供的能量占总能量的25%~30%，由碳水化合物提供的能量占总能量的55%~65%。

一般情况下，能量的来源与消耗应该处于平衡状态。长期能量摄取不足，小于消耗，则学生缺少生命活力，大脑没有充足的能源供应，脑功能易疲乏，不可能充分发挥记忆、判断、分析功能。反之，长期能量摄取过剩，大于消耗，会使人体发生体脂堆积，造成肥胖。根据我国营养学会最新颁布的"中国居民膳食营养素参考摄入量"，青少年每日所需能量见中国居民营养素参考摄入量表。

维生素——维持生命的要素

维生素是维持人生命过程所必需的营养素。目前发现有20多种维生素必须通过食物提供，各种维生素不仅可以防止多种缺乏病，还具有保健功能，对学生格外重要。20多种维生素按溶解特性可以分成脂溶性维生素和水溶性两大类。

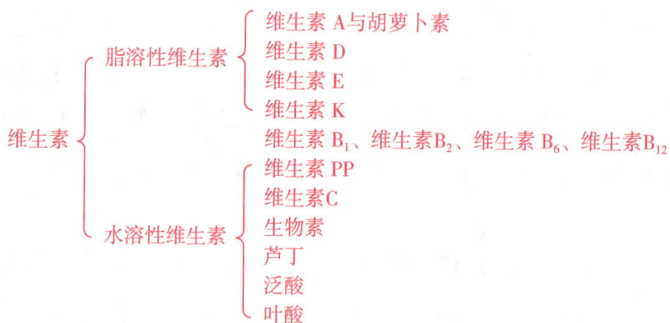

维生素 ⟨
　　脂溶性维生素 ⟨ 维生素 A 与胡萝卜素
　　　　　　　　　维生素 D
　　　　　　　　　维生素 E
　　　　　　　　　维生素 K
　　　　　　　　　维生素 B_1、维生素 B_2、维生素 B_6、维生素 B_{12}
　　水溶性维生素 ⟨ 维生素 PP
　　　　　　　　　维生素 C
　　　　　　　　　生物素
　　　　　　　　　芦丁
　　　　　　　　　泛酸
　　　　　　　　　叶酸

维生素的分类

脂溶性维生素溶解于脂肪，不溶于水，其吸收与脂肪的存在有关。脂溶性维生素吸收后可在体内贮存。维生素 A、胡萝卜素、维生素 D、维生素 E、维生素 K 都是脂溶性维生素。

水溶性维生素溶解于水而不溶于脂肪，吸收后在人体内贮存很少，过量的水溶性维生素多从尿中排出。维生素 B_1、维生素 B_2、维生素 B_6、维生素 B_{12}、维生素PP、维生素C、泛酸、叶酸、芦丁、生物素等都是水溶性维生素。

■ 维生素B_1与记忆力、食欲和情绪的关系

维生素 B_1 最初被命名为"维持生命的胺"，后改称硫胺素、维生素 B_1。膳食中长期缺乏维生素 B_1，会导致脚气病。随着食品科学成分研究的逐步深入，人类发现猪肉、动物内脏、豆类食品、粗（杂）粮、坚果、鸡蛋、牛奶、干酵母及某些蔬菜中都含有丰富的维生素 B_1。

维生素 B_1 对学生十分重要，其具有抗疲劳、增强记忆力、稳定情绪、促进睡眠、增加食欲、助消化等多种作用。维生素 B_1 是人体内多种酶的辅基成分，维持消化系统、循环系统和神经系统的正常功能，还参与碳水化合物在体内的代谢。我国营养学会最新颁布的《中国居民膳食营养素参考摄入量》规定，学生每日维生素 B_1 的参考摄入量参见中国居民膳食营养素参考摄入量表。

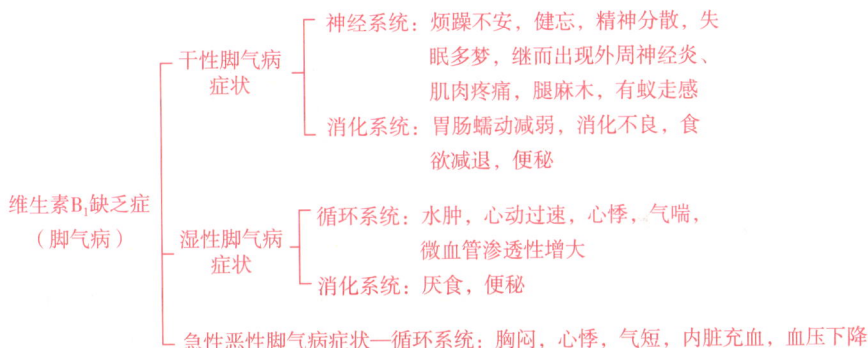

维生素B_1缺乏的症状

注：维生素 B_1 缺乏症往往几种症状合并出现。

一些学生家长认为，孩子应该多吃些昂贵的食物。于是，学生餐桌上出现了鳜鱼、白鳝、蟹肉、对虾甚至鱼翅、鱼肚等原料制作的菜肴，却忽视了日常用的猪肉、动物内脏（如猪肝、猪肾、鸡肝、鸭心等）。我们说上面所列的鱼、虾、蟹等食物含有丰富营养物质，是实用的补养食品，但其中维生

素B_1的含量都很低，所以要补充富含维生素B_1的食物，猪瘦肉及动物内脏都富含这种营养素。每100g（2两）猪瘦肉中含有0.54mg的维生素B_1，是所有动物性食物之首。0.54mg维生素B_1相当于男生每日需要量的36%，女生需要量的45%。与其他肉类相比较，猪瘦肉中维生素B_1的含量相当于牛瘦肉的7.7倍，羊瘦肉的3.6倍，鳜鱼、白鳝、鲜贝的27倍，草鱼、平鱼的13.5倍，对虾的54倍，蟹肉的18倍。所以猪肉作为维生素B_1的优秀食源应用于营养膳食是必要的。例如，五彩里脊粒用猪通脊肉为主原料，切成粒状（比丁小），上浆，配上黑色的鲜香菇粒、白色的鲜笋粒、红色的胡萝卜粒、绿色的柿子椒粒炒制，配味品调味料使用植物油、盐、味精和料酒。烹制后菜肴色泽美观，咸鲜爽口，清淡宜人。食用时若用生菜叶卷裹，不仅吃法新颖，而且口感更加清脆，不失为一道营养丰富的美味佳肴。

目前市场上粮食品种可谓丰富多彩。在给学生安排主食时，应注意粮食加工得越精细，维生素和矿物质含量越少。如富强粉中维生素B_1含量是0.17mg/100g，而标准粉为0.28mg/100g；稻米中维生素B_1含量是0.08mg/100g，而小米为0.33mg/100g，玉米粉为0.26mg/100g。在制作不同的主食时，应选择不同的粮食，使食物既适口美观，又不失科学性。如包饺子应选用富强粉，而烙馅饼、煎锅贴或烙红糖麻酱饼则宜选用标准粉。还应经常吃黄玉米粉、高粱米、小米、紫米、薏苡仁或燕麦片粥，做到谷类品种多样化，粗细杂粮搭配，以保证维生素B_1的充足供给。

■ 维生素B_2与人体内的重要辅酶

维生素B_2又叫核黄素，是人体内重要生物催化剂——黄酶的辅基成分。当维生素B_2供给不足时，黄酶的合成受到影响，人体内物质代谢紊乱，最明显的症状就是长口腔溃疡（即口疮）。另外还会出现唇炎（如嘴唇肿胀、发红、裂口）、口角炎、舌炎、眼睛充血、羞明怕暗及视物模糊、伤口不易愈合等现象。近年来，对维生素B_2营养功能的进一步研究发现，其与肿瘤的发生和再生障碍性贫血也有关，因而越来越受到重视。

促进蛋白质、脂肪、　　　促进生长
碳水化合物的代谢

维生素 B_2

激活维生素 B_6 参与　　　维护皮肤和黏膜的
维生素 PP 的形成　　　　完整性

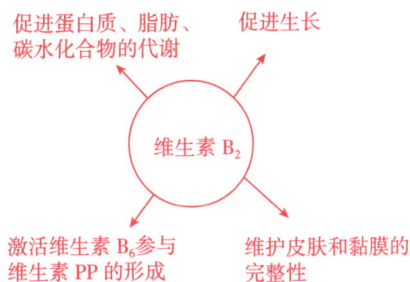

维生素 B_2 的生理功能

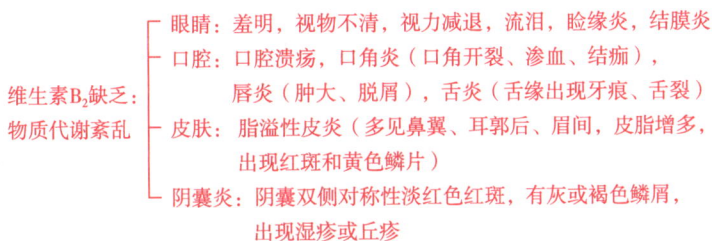

维生素 B_2 缺乏：　眼睛：羞明，视物不清，视力减退，流泪，睑缘炎，结膜炎
物质代谢紊乱　　口腔：口腔溃疡，口角炎（口角开裂、渗血、结痂），
　　　　　　　　　　　　唇炎（肿大、脱屑），舌炎（舌缘出现牙痕、舌裂）
　　　　　　　　皮肤：脂溢性皮炎（多见鼻翼、耳郭后、眉间，皮脂增多，
　　　　　　　　　　　　出现红斑和黄色鳞片）
　　　　　　　　阴囊炎：阴囊双侧对称性淡红色红斑，有灰或褐色鳞屑，
　　　　　　　　　　　　出现湿疹或丘疹

维生素 B_2 缺乏的症状

通过营养调查发现，我国普遍存在着维生素 B_2 供给不足的现象，为了预防维生素 B_2 缺乏症应注意以下几点。

（1）膳食中注意维生素 B_2 的充足供给

奶、蛋、瘦肉、动物内脏（如肝、肾、心）、黄鳝、蟹、海产品、食用菌藻类及绿色蔬菜中维生素 B_2 含量丰富，豆类食品和坚果（如瓜子、花生、核桃等）中也有一定含量。

粗（杂）粮中的维生素 B_2 含量比精米、精面多。除绿色蔬菜以外，其他蔬菜尤其是块根、块茎类蔬菜维生素 B_2 含量较低。

学生每日维生素 B_2 的参考摄入量见中国居民膳食营养素参考摄入量表。

（2）合理烹调，提高维生素 B_2 的保存率

维生素 B_2 是水溶性维生素，会因溶解于水而损失，其对光有敏感性，遇碱也极不稳定。所以加工与烹制菜肴过程中，要设法减少维生素 B_2 的损失。如蔬菜先洗后切，切好的菜不应用水泡，不应过久存放，应该尽快烹制。焯菜宜旺火沸水，焯烫时不应放碱。淘米应用冷水，忌用流动的水反复冲洗、浸泡，更不要用水搓洗大米。采用蒸或焖的方法做米饭，喜食捞饭

者，应设法把米汤喝掉。做面食宜用酵母发酵面团，避免用碱。炒牛肉时不应用小苏打来嫩化牛肉，宜用嫩肉粉。烹调过程中适当加醋（在不影响风味的前提下），采用上浆挂糊和勾芡等工艺手段，均可以提高维生素B_2的保存率。

大蒜可以提高维生素B_2在人体内的利用率，所以炒茼蒿、木耳菜、鳝等菜肴时可加大蒜，既能增添菜肴的蒜香味，又能保护维生素B_2。

牛奶、蔬菜等原料不应放在阳光下晾晒。人体摄入较多热量或处在青春发育期以及罹患某些疾病时，如风湿热、糖尿病、肠胃炎、甲状腺功能亢进症、所有发热的疾病、肝硬化等，对维生素B_2的需求量增多，在膳食中要注意补充。

■ 维生素C使头脑充满活力

维生素C存在于新鲜的蔬菜（新鲜绿叶蔬菜中含量最高）和水果中。多吃有色蔬菜，饭后0.5~1小时吃些新鲜时令水果，对增强学生体质、调节免疫力大有裨益。

此外，维生素C还有利于学生大脑功能的正常发挥，使头脑充满活力，提高记忆力和分析总结能力。

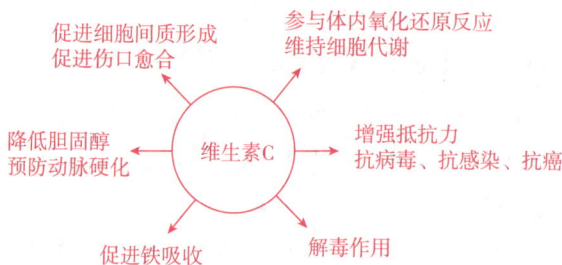

维生素C的主要生理功能

根据中国营养学会最新颁布的《中国居民膳食营养素参考摄入量》，学生每日维生素C的参考摄入量，见每人每天膳食营养素参考摄入量表。

维生素C是最"活泼"的维生素，性质不稳定，会因溶解、加热、氧化和碱性环境而损失破坏，属于易损失的营养物质。除了在膳食搭配中注意充足供给外，在烹调中还要注意维生素C的保护，以减少损失。

（1）蔬菜先洗后切，切后不应久放，烹调后及时食用。

（2）蔬菜、水果不要过久存放，最好选购时令的新鲜品种。

（3）焯菜时要旺火沸水，焯时忌放碱，焯后不要用凉水冲泡，不要挤汁。

（4）能采用旺火急炒方法的蔬菜，如黄瓜、绿豆芽、柿子椒、油菜、番茄等，尽量旺火速烹。

（5）动物性食物中含有谷胱甘肽，有利于保护维生素C，所以炒蔬菜时宜配些肉类原料。

（6）适当加醋，使维生素C处在酸性介质中，可保持其稳定性，提高保存率。

（7）生吃蔬菜和水果，维生素C保存率最高。

■ 维生素A、胡萝卜素与学生视力

在我国古代就有羊肝能明目的食疗方剂，其道理在于羊肝中含有丰富的维生素A。维生素A是具有维持视觉、预防夜盲症功能的脂溶性维生素。学生用脑用眼时间长，很容易造成眼疲劳，所以应该多吃些含维生素A的食物，如肝、蛋、全脂奶。另外，由于胡萝卜素在人体内可以转化成维生素A，所以富含胡萝卜素的绿色、红色、黄色食物也要注意补充，如菠菜、芥蓝、西蓝花、西红柿、胡萝卜等。

维生素A除了对视觉有保护作用外，还有许多营养功能，如：维生素A有促进人体蛋白质合成、益于生长发育、维持正常听力和嗅觉的作用。维生素A可以维护和健全上皮组织细胞，尤其对眼睛、皮肤、呼吸道、泌尿系统及生殖器官影响显著。缺乏维生素A，就会出现表皮细胞增生、毛囊角化，从而引起各器官功能障碍，细菌、病毒便可乘虚而入，侵袭器官内部。缺乏维生素A会引起表皮细胞变性、干燥、脱屑，在四肢部位和肩部可出现棘状丘疹。维生素A还能防癌抗癌，人体对致癌物质敏感，饮食中缺乏维生素A容易发生肿瘤。维生素A具有一定的抑制肿瘤细胞生长和分化的作用。

近年来，对维生素A的生理功能又有一些新的认识，如动物实验显示维生素A有改善铁（一种人体必需微量元素）吸收、促进储存铁运转，增强造血系统功能的作用，其对维持正常的骨质代谢也起着不可缺少的作用。

维持视觉
预防夜盲症

促进生长发育
促进人体蛋白质合成

改善铁吸收
增强造血系统功能　←　维生素A　→　维持骨质代谢的正常进行

防治多种上皮
细胞肿瘤的发生

维持上皮细胞的健
全，提高抵抗力

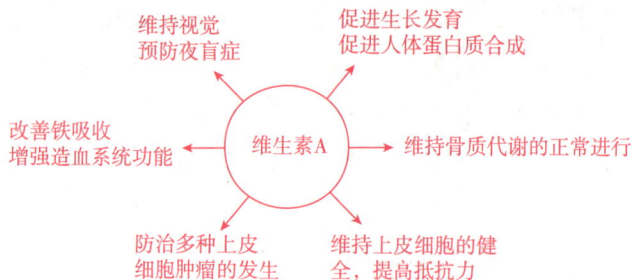

维生素A的生理功能

胡萝卜素作为维生素A的前体，在人体内可以转化成维生素A，从而具有维生素A的生理功能。此外，其在防治心脑血管疾病和癌症、提高机体免疫功能、增强体质等方面也具有特殊功能，被誉为"人体健康的保护神"。

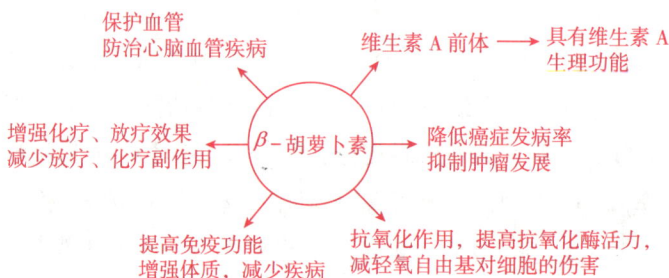

保护血管
防治心脑血管疾病

维生素A前体　→　具有维生素A
生理功能

增强化疗、放疗效果
减少放疗、化疗副作用　←　β-胡萝卜素　→　降低癌症发病率
抑制肿瘤发展

提高免疫功能
增强体质，减少疾病

抗氧化作用，提高抗氧化酶活力，
减轻氧自由基对细胞的伤害

胡萝卜素的生理功能

胡萝卜素是一种强有力的抗氧化物，可提高抗氧化酶的活力，减轻氧自由基对细胞的伤害。

胡萝卜素还可以保护巨噬细胞不必因氧化而丢失，增强巨噬细胞杀伤肿瘤细胞的能力。由于胡萝卜素能抑制脂质过氧化，从而可以减少过氧化物对人体免疫功能的抑制作用，增强人体免疫功能。

美国哈佛大学的研究人员在为期6年的研究中发现：胡萝卜素在血液中可起强抗氧化作用，并可以阻断低密度脂蛋白的形成，保护动脉血管，防止脂质沉积，从而有效地预防心脑血管疾病。

中国营养学会在《中国居民膳食营养素参考摄入量》中指出，学生每日维生素A的参考摄入量为男学生800μg，女学生700μg，其中1/3~1/2（即33%~50%）应来源于动物性食物。胡萝卜素的生理效值只相当于维生素A

的1/6，所以在考虑摄入量时，应该将胡萝卜素含量除以6。

维生素A是脂溶性维生素，它的吸收利用与脂肪的存在有密切关系。所以烹调含有维生素A或胡萝卜素的食物时，应该用油烹调后再食用。如胡萝卜富含胡萝卜素，若生吃，则胡萝卜素因没有脂肪而很难吸收，从而造成浪费。同样道理，熘肝尖、清炸鸡肝就比盐水肝更利于维生素A的利用。

维生素A在人体内吸收后可贮存。所以若一次性大剂量或过量摄入维生素A，会造成维生素A慢性或急性中毒，出现恶心、厌食、皮肤瘙痒、皮肤脱屑、耳鸣、头痛、颅内压增高等症状，严重时会造成肝细胞坏死，导致死亡。一般情况下，正常的饮食不会造成维生素A摄入过量。维生素A中毒多发生于长期过量服用维生素A或鱼肝油的情形。所以，营养摄入要适量、均衡，并非越多越好，而且营养应从食物中获得，不要过度依赖于营养药物。

■ 维生素D使钙"留下来"

钙是一种人体必需的矿物质，对保持脑力劳动持久、提高判断力、缓解脑疲劳有益，钙还是学生生长发育不可缺少的营养物质。维生素D可以促进钙的吸收和骨组织的形成，调节钙代谢。所以钙在人体内的吸收率与维生素D密切相关。当维生素D缺乏时，可能出现软骨病等一切缺钙症状，间接地影响学生的情绪和效率。

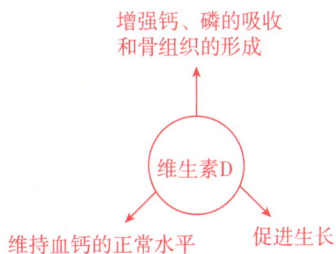

增强钙、磷的吸收
和骨组织的形成

维生素D

维持血钙的正常水平　　促进生长

维生素D的生理功能

维生素D在动物肝、强化维生素D的全脂奶、黄油、奶油、奶酪及蛋黄中含量丰富。据美国研究显示，大麻哈鱼、虹鳟、金枪鱼罐头（油浸）中也含有丰富的维生素D。

阳光照射可以使存在于皮下的7-脱氢胆固醇转化成维生素D，所以，青少年到户外晒太阳可以最经济地获得维生素D。

通过食物摄取维生素D一般不会过量。如果服用过量的鱼肝油或注射过量维生素D时则会产生副作用，甚至引发维生素D中毒，所以不应滥用维生素D补充品。

矿物质——改善内环境，维护大脑功能

人体需要的矿物质有20多种，分为常量元素和微量元素两大类。常量元素包括钙、磷、镁、钠、钾、氯、硫，微量元素包括铁、锌、铜、碘、硒、氟等。

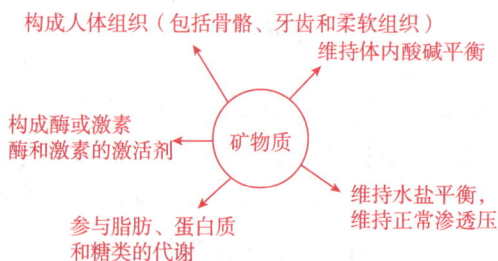

构成人体组织（包括骨骼、牙齿和柔软组织）

维持体内酸碱平衡

构成酶或激素
酶和激素的激活剂

矿物质

维持水盐平衡，
维持正常渗透压

参与脂肪、蛋白质
和糖类的代谢

矿物质的生理功能

矿物质对增强学生体质、改善体内环境、维护大脑功能有重要作用。人体没有合成矿物质元素的功能，必须由食物提供。

■ 钙与健美身材

每个学生都希望身材高大健美，膳食中提供的充足的钙是促使长高的必需矿物质，因为钙是构成人体骨架的主要原料。人体内99%的钙存在于骨骼和牙齿中，另外1%的钙存在于血液（即血钙）、细胞外液和体内柔软组织中，这部分钙是维持多种正常生理状态所必需的，如肌肉的收缩功能、神经的兴奋性等。钙还是体内多种酶和激素的激活剂。此外，钙还参与凝血过程。

钙除了具有以上营养功用外，对保持脑力劳动持久、提高学生判断力、

缓解脑疲劳有一定助益。

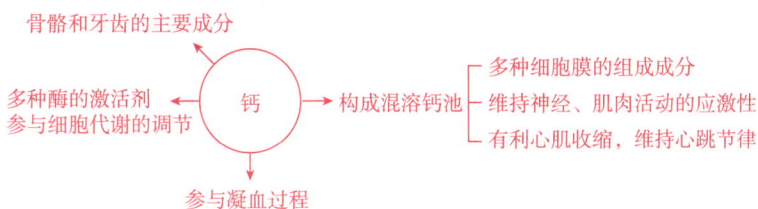

骨骼和牙齿的主要成分

多种酶的激活剂
参与细胞代谢的调节 → 钙 → 构成混溶钙池 ⌐ 多种细胞膜的组成成分
　　　　　　　　　　　　　　　　　　│ 维持神经、肌肉活动的应激性
　　　　　　　　　　　　　　　　　　└ 有利心肌收缩，维持心跳节律

参与凝血过程

钙的生理功能

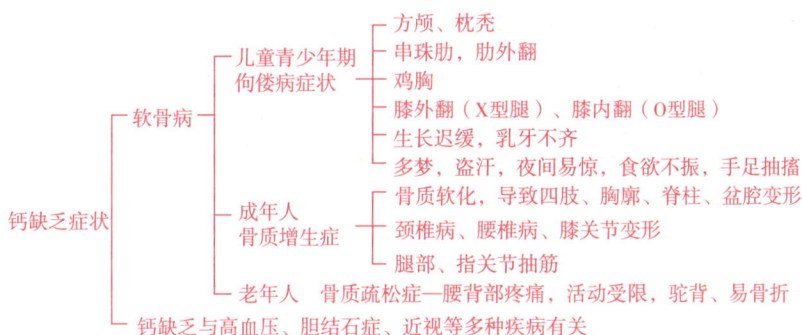

钙缺乏症状 ⌐ 软骨病 ⌐ 儿童青少年期 ⌐ 方颅、枕秃
　　　　　　│　　　　　佝偻病症状 │ 串珠肋，肋外翻
　　　　　　│　　　　　　　　　　 │ 鸡胸
　　　　　　│　　　　　　　　　　 │ 膝外翻（X型腿）、膝内翻（O型腿）
　　　　　　│　　　　　　　　　　 │ 生长迟缓，乳牙不齐
　　　　　　│　　　　　　　　　　 └ 多梦，盗汗，夜间易惊，食欲不振，手足抽搐
　　　　　　│　　　　　 成年人 ⌐ 骨质软化，导致四肢、胸廓、脊柱、盆腔变形
　　　　　　│　　　　　 骨质增生症 │ 颈椎病、腰椎病、膝关节变形
　　　　　　│　　　　　　　　　　 └ 腿部、指关节抽筋
　　　　　　│　　　　　 老年人　骨质疏松症—腰背部疼痛，活动受限，驼背、易骨折
　　　　　　└ 钙缺乏与高血压、胆结石症、近视等多种疾病有关

钙缺乏症

中国营养学会在《中国居民膳食营养素参考摄入量》中指出，学生每日钙适宜摄入量为1000mg。

奶和奶制品是钙的优秀食源，其中钙含量丰富，喝250g牛奶，可以摄取约300mg的钙。而且因牛奶中含有丰富的蛋白质、维生素D等营养素，使其中的钙具有较高的吸收率。为了更有效地发挥牛奶的营养效能，喝牛奶应注意以下几点。

（1）不要空腹喝牛奶，可以饭后饮用或与其他食物（如主食）混合食用或做成含奶菜点。牛奶不一定早晨喝，下午或晚间饮用也可。

（2）奶与糖不应同时加热煮制。糖宜在煮好牛奶后调入且用糖应适量，不宜过甜。

（3）奶煮制时间不宜过长，煮沸杀菌即可。

（4）学生应该选用全脂奶。

（5）牛奶应保存在冰箱冷藏室为宜，不应冷冻，也不应存放在日晒处。

（6）乳糖不耐受的学生（即喝牛奶后出现腹胀、腹泻等症状）不宜喝牛奶，可改用酸奶。一杯量（160g）酸奶含钙约200mg。喝酸奶也不应空腹；另外酸奶只适合冷饮，不应加热；酸奶不能和抗生素及磺胺类药物同时吃，通常以间隔2~3小时为宜。因为这些药物会使酸奶中的乳酸菌失去活性。

（7）变质牛奶和酸奶不应再吃。

除牛奶外，虾皮及其他海产品、坚果类、豆类、蛋类食品、绿色蔬菜也是钙的食物来源。如虾皮炒茼蒿、海米拌芹菜、芝麻苋菜、香干炒小白菜、榨菜皮蛋拌豆腐、家常豆腐、豆腐烧鱼、酥鲫鱼、蒸蟹、油焖虾、拌海蜇、油爆螺肉、蒜蓉海带、芝麻烧饼、荠菜包子、红糖麻酱花卷，红豆小米粥都是含钙颇丰的主副食品。

吃进人体的钙受多种因素的影响，吸收率仅在30%左右。

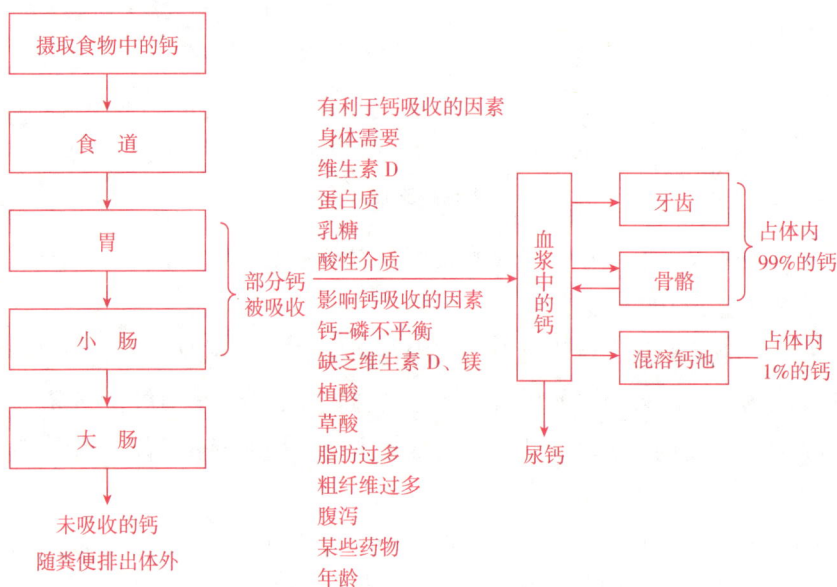

钙在体内的吸收、排泄与利用

设法提高钙的吸收率对钙营养十分重要。为了"留"住钙，日常生活中应该注意以下几点。

（1）动物性食物如鱼、虾、蟹等带骨进行烹调的菜肴含钙量高于去骨烹调的菜肴。如红烧鱼、干烧鱼、酥鱼等含钙量远高于炒鱼丝、熘鱼片、汆鱼丸；红烧排骨、冰糖肘子中的钙含量高于红烧肉、白煮肉；油焖大虾、油爆虾中的钙含量高于软炸虾、宫保虾球。这是因为在烹调中，部分骨钙溶解，成为了可食用钙的缘故。

（2）食物中的钙都以钙盐形式存在，这些钙盐都较易溶于酸性溶液，难溶于碱性溶液，而只有溶解的钙才能被人体吸收。所以在烹调过程中，适当加醋可以使骨头中的钙更多地溶解，使人获得更多的钙。例如酥鲫鱼，烹制时加入多量的醋，长时间焖烧，食用时，鲫鱼骨已酥软可食。

（3）一些食物，尤其是蔬菜中的草酸、植酸等会和钙结合成草酸钙、植酸钙等不溶性钙盐，从而影响钙吸收。烹调时先将菠菜、鲜笋、茭白用旺火沸水焯制，可破坏草酸、植酸，而有利于钙的利用。另外蒸米饭前，洗好的米加以浸泡可以使植酸酶活跃；面粉经过发酵可以减少植酸含量。

（4）一些食物含磷多钙少，会降低钙的吸收率，钙磷比为1：2~2：1为宜。例如据测定，每100g鲜豌豆中含钙20mg、磷115mg，钙磷比近乎1：6。为了有利于钙的吸收利用，配餐可选择高钙低磷的食物与豌豆菜肴配合食用，如海参、海蜇、海带、芹菜、圆白菜、菠菜、胡萝卜、豆制品、山楂、乳制品等。

（5）缺镁会使体内钙大量流失。所以钙与镁要保持一定的比例，钙镁比应为2：1。含镁丰富的食物有卤水豆腐、坚果、黄豆和绿色蔬菜。

（6）膳食纤维会使胃肠蠕动过快，增加钙等矿物质的排出量，所以膳食纤维要适量，并非多多益善。

（7）维生素D有利于钙的吸收和利用，膳食中应注意补充。肝、奶、蛋黄等维生素D含量都较高，菜肴中注意加入这些食物，如小米粥配卤蛋或咸鸭蛋，海米炒小白菜配猪肝汤，木耳鲜笋炒猪肝配紫菜汤等。

晒太阳可以使人获得维生素D，促进钙的吸收，所以学生要坚持户外活动，晒晒太阳。

■ 铁与预防贫血和脑供氧

铁是人体必需微量元素，铁缺乏是我国学生常见的营养缺乏病。铁是构成血红蛋白的重要原料，而血红蛋白在体内负责着氧的运输和各器官产生的废气（二氧化碳）的排出，铁还是构成肌红蛋白和细胞色素酶的原料，对呼吸和能量代谢，在肌肉中转送和储存氧起着关键作用，所以铁的提供与学生的智力水平密切相关。缺铁会影响心理活动和智力发育，并导致行为的改变，还明显影响身体耐力，导致缺铁性贫血。学生会出现面色苍白、心悸头晕、食欲减退、注意力不集中、记忆力减退、易疲劳和免疫功能下降等体征，严重影响学习和生活。

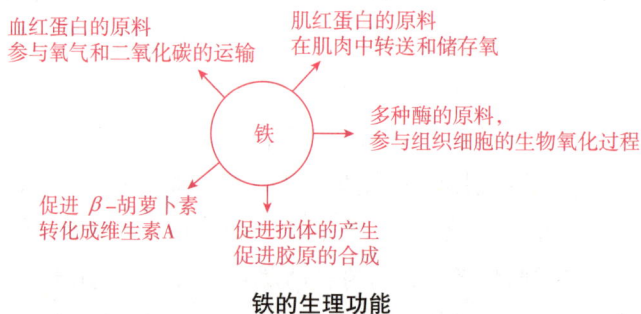

血红蛋白的原料
参与氧气和二氧化碳的运输

肌红蛋白的原料
在肌肉中转送和储存氧

铁

多种酶的原料，
参与组织细胞的生物氧化过程

促进 β-胡萝卜素
转化成维生素A

促进抗体的产生
促进胶原的合成

铁的生理功能

膳食中的铁在体内吸收受多种因素的影响，吸收率差异很大，提高铁在体内的吸收率，是铁营养的关键。

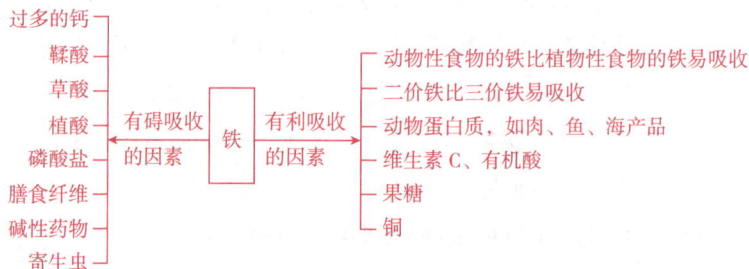

有碍吸收的因素：
过多的钙
鞣酸
草酸
植酸
磷酸盐
膳食纤维
碱性药物
寄生虫

铁

有利吸收的因素：
动物性食物的铁比植物性食物的铁易吸收
二价铁比三价铁易吸收
动物蛋白质，如肉、鱼、海产品
维生素C、有机酸
果糖
铜

影响铁吸收的相关因素

影响铁吸收的因素归纳起来有以下几点。

（1）无机铁易被人体吸收，高价铁难以吸收。

（2）植酸、鞣酸、草酸、磷酸均影响铁的吸收，所以植物性食物中铁的利用率低。

（3）胃酸缺乏、腹泻、肠胃蠕动过快，影响铁吸收。

（4）寄生虫病及胃肠疾病影响铁的吸收。

为了有效预防铁的缺乏，配餐时要注意：①增加铁摄入量，尤其是铁吸收率低的食物应与高吸收率的食物相配合；②注意适当增加富含铁的动物性食物；③与富含维生素C、果糖或柠檬酸的食物搭配食用；④饭前及饭后不宜饮茶，尤其是浓茶；⑤炒菜宜用铁锅；⑥积极治疗寄生虫病，注意改善胃肠功能。

为了保证学生的身体健康，提供充足的铁，中国营养学会在《中国居民膳食营养素参考摄入量》中指出不同年龄的学生每日铁参考摄入量。

铁的食物来源有动物血、肝脏、虾皮、猪腰、芝麻酱、大豆、木耳、瘦肉、红糖、坚果、小米等。

■ 锌与生长发育

锌是人体必需的一种微量元素，虽然在人体内含量很少，但人体的一切器官都含有锌。如肝、肾、骨骼、视网膜、前列腺及肌肉均富含锌，血液中有75%~85%的锌在红细胞内。

1.锌的生理功能

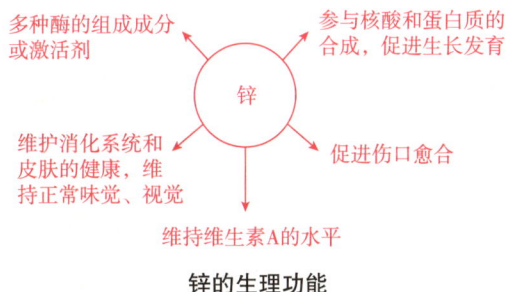

多种酶的组成成分或激活剂　　参与核酸和蛋白质的合成，促进生长发育

锌

维护消化系统和皮肤的健康，维持正常味觉、视觉　　促进伤口愈合

维持维生素A的水平

锌的生理功能

（1）生理调节　锌是很多酶的组成成分，也是某些酶的激活剂。例如：锌参与糖代谢，每一个胰岛素分子内含有两个锌原子，锌与胰岛素的产生、分泌、贮存以及胰岛素的活性有密切的关系；参与红细胞运送氧气和二氧化碳有关的酶中也含有锌。多种酶的组成成分参与核酸和蛋白质或激活剂合成，促进生长发育。锌促进伤口愈合，维护消化系统和皮肤的健康，维持正常味觉、视觉，维持维生素A的水平。

（2）促进生长　锌与核酸及蛋白质的合成及对细胞的生长有密切的关系。含锌酶参与骨骼生长与营养物质代谢；锌还是维持皮肤正常生长所必需的元素。缺锌影响生长发育，可使毛发色素变淡、指甲上出现白斑。

（3）促进伤口愈合　锌可以维持上皮黏膜组织的正常黏合，促进伤口愈合。

（4）维持正常的暗视能力　锌与维生素A还原酶的合成及维生素A的代谢有关，可提高暗光视觉，改善夜间视力。

（5）保持正常味觉和食欲　唾液内有一种唾液蛋白，称为味觉素，其分子内含有两个离子。锌通过味觉素影响味觉和食欲，味觉素还是口腔黏膜上皮细胞的营养素。缺锌后，口腔黏膜上皮细胞就会大量脱落，脱落的上皮细胞能掩盖和阻塞乳头中的味蕾小孔，使食物难以接触味蕾小孔，自然难以品尝出食物的滋味，从而使食欲降低，甚至出现异食癖。

（6）调节免疫能力　缺锌可造成机体内一些免疫功能降低，如呼吸道容易反复感染、皮肤易生苔癣等。

2.锌缺乏的原因

膳食中锌的摄入不足，尤其当体内锌的需要量增加，而膳食中锌的供给量又不能满足时，即可发生锌缺乏症。如在幼儿、青春期、妊娠及哺乳期易于引起缺锌。

如有长期胃肠道疾病，也会影响锌的吸收。在某些特殊环境下大量出汗，或慢性失血、烧伤、糖尿病、腹泻等均可引起体内锌的损失。

膳食中锌含量不足，常伴有蛋白质及热量的长期供应不足。以谷类、蔬菜等植物性食物为主的膳食结构，食物中不仅含锌量低，而且含有较多的影响锌吸收的膳食纤维、植酸、草酸，使原本锌摄取量偏低的学生对锌的吸收利用更显不足，这是目前造成青少年低锌营养状况的主要原因。

3.锌的供给量和食物来源

含锌较多的食物有畜肉、胰脏、肝、水产品、蛋、豆类、坚果、整谷、粗粮等。

牛奶含锌量低于肉类，白糖和水果含锌量更低。谷类经过碾磨、加工，锌的含量大为减少，如小麦磨成面粉，其中锌的含量减少了80%，因为锌主要存在于胚芽和麸皮中。谷类发酵后，植酸含量下降，可提高锌的吸收率。

青少年锌的供给量参见中国居民膳食营养素参考摄入量表。

科学饮水

水是人每日必不可少的营养物质，在体内有重要生理功能。水是人体组织必不可少的成分，占人体体重的65%左右。水还是人体内营养物质的载体，食物在体内的消化吸收以及各种营养物质都依靠水输送到各种组织器官发挥作用。人体内各个器官进行物质代谢产生的废物，也通过水进行转化排出体外，水还直接参与人体内各种代谢。所以没有水，体内的各种生理活动便无法进行。人缺水10%时，人体生理状态就会出现紊乱、代谢失常；人缺水20%时，生命即终止。另外，由于水的热容量大、导热性强，所以对调节体温、保持体温恒定有重要作用。水还有滋润皮肤、润滑关节的功能。

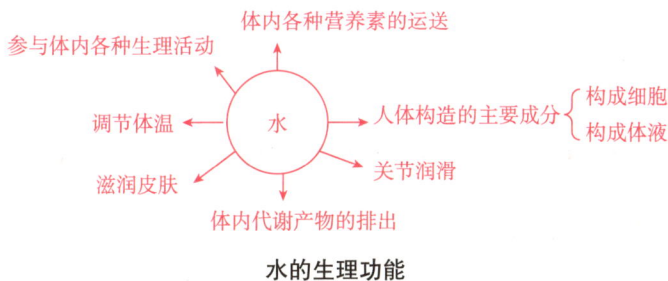

体内各种营养素的运送

参与体内各种生理活动

调节体温　←　水　→　人体构造的主要成分　{ 构成细胞　构成体液

滋润皮肤

关节润滑

体内代谢产物的排出

水的生理功能

水在人体内处于动态的平衡状态。人每天通过饮水、食物及体内代谢水获得2500ml左右的水。人又通过尿、粪便、皮肤蒸发和呼出气体而排出2500ml左右的水。对一般人来说，每日摄入的水量应与排出的水量相等，这就是水平衡。

为了获得足量的水，学生每天宜饮用约1500ml的水，并且养成定时喝水的习惯，不应该等到感觉口渴时才喝。一般认为清晨起床洗漱后饮用适量温开水对身体有益。因清晨胃肠空空，此时饮水易被胃肠道吸收利用，使血液稀释、血管扩张，血液循环加快并清洁胃肠道。另外，饭前、饭后不应立即大量饮水，因水会冲淡消化液，影响消化效果。吃饭时不要用汤水泡饭，俗话说"汤泡饭，嚼不烂"，指的是食物在口腔中不能充分消化，增加了胃肠的负担，造成胃肠功能受损，影响消化与吸收。

许多医学专家认为最解渴和补充体液的饮料是白开水，即水煮沸后自然冷却到25℃的温开水。研究证实，这种水具有特殊生理活性，很容易透过细胞膜，促进新陈代谢，使血液中的血红蛋白活跃，有利于氧的输送和改善免疫功能。另外，常喝凉开水，肌肉的乳酸代谢比较充分，从而可以抗疲劳。这种水清洁卫生，温度适宜，且不含糖、二氧化碳和化学添加剂（如香精），对胃黏膜不会产生不良刺激，也不会影响食欲。

茶水是我国特有的传统饮料，有国饮之誉。《神农本草》说："神农尝百草以疗疾，日遇七十二毒，得茶而解之。"说明茶可以解毒。我们的祖先从丰富的生活经验中总结出饮茶有止渴、消食、利尿、提神、明目、益思、除烦、除痰、解腻等多种功效。据现代营养学研究显示，茶中含有多种人体必需的营养素和生物活性物质。所以，学生适量饮茶有益，但忌饮浓茶，饮茶与进餐时间相隔1小时为宜，晚餐后不要喝茶。

膳食纤维——肠道"清洁工"

膳食纤维存在于植物性食物中，包括纤维素、半纤维素、果胶、树胶、海藻多糖和木质素等组分。膳食纤维虽不能被人体消化和吸收，但与人体健康密切相关，尤其是对某些非传染性病（如糖尿病、心血管病、肠道肿瘤等）具有预防和保健作用，近年来备受人们的重视。

膳食纤维可以促进学生大肠蠕动，增加粪便的重量，稀释大肠内容物，缩短通过时间，使排便顺畅，肠道常清。所以，膳食纤维有肠道"清洁工"之称。大便畅通有利于体内物质代谢正常进行，能有效防止便秘和由于便秘所产生的腹胀、口臭、食欲减退、头痛烦躁等症状。充足的膳食纤维还可以防止痔疮发作。此外，膳食纤维还具有以下几点生理作用：①膳食纤维可以有效控制体重，增强饱腹感，有益肥胖的控制；②膳食纤维可以降低胆固醇水平，减少心血管病的发生；③膳食纤维可防止肠癌的发生。

膳食纤维的参考摄入量目前还没有完全确定，学生的膳食不应安排得过于精细，粗（杂）粮、蔬菜、水果及食用菌、藻类和坚果、芝麻中都含有多量的膳食纤维。

膳食纤维虽然对人体健康有诸多的生理功能，但并非多多益善，膳食纤维的摄入要适量。过多的膳食纤维会引起腹胀、排便次数增多且量大。长时期过量摄入膳食纤维可影响多种矿物质的吸收和利用，使钙、铁、镁、锌等随粪便排出量增加，从而引起矿物质缺乏症。另外，还会导致脂溶性维生素吸收障碍。

膳食纤维有益不等于饮食越粗越好，所以吃韭菜、芹菜应选择鲜嫩的，而且要拔去老丝；吃蚕豆要剥皮；吃豆和玉米要充分煮制等。人在胃肠道异常的情况下，不宜强调膳食纤维的摄取。例如，腹泻患者应首选易消化食物，因膳食纤维摄取过多会加快肠胃蠕动，而使病情加重。

植物化学物质——抗氧化活性成分

植物化学物质一般包括萜类化合物、有机硫化合物、类黄酮、花青素、植物多糖等，具有抗氧化、调节免疫力、降低胆固醇、预防代谢性疾病、抑制炎症反应等多种生理功能，有利于青少年的身体健康。

类黄酮在柑橘类、苹果、紫葡萄、樱桃等水果，胡萝卜、番茄、菠菜、洋葱、西蓝花、青笋等蔬菜和咖啡、茶等食物中含量丰富。有机硫化物多存在于十字花科蔬菜如西蓝花、花菜、甘蓝等中。花青素主要存在于紫色和深红色的水果和蔬菜中。植物多糖在菌藻类中含量较多，如香菇多糖、银耳多糖等。

平衡膳食
健康保证

营养来自日常膳食

科学的食物结构

学生必备的各种营养物质是通过有规律的膳食获取的。自然界用于人类膳食的食物多达数千种，每一种食物都含有营养素，具有一定的营养价值。但是每一种食物所含营养素的种类和数量各有不同，且存在营养方面的缺陷与不足。例如，牛奶被誉为近乎完美的营养食品，但牛奶仍有其营养不尽人意之处，如不含膳食纤维、碳水化合物、维生素C及铁含量偏低；粮食中含有丰富的碳水化合物，也是蛋白质的重要来源，但蛋白质质量偏低，还缺少脂肪；蔬菜和水果是维生素和矿物质的宝库，但蛋白质、脂肪和碳水化合物的含量颇低……如此看来，没有一种天然食物是营养皆备的，为了获得全面、适量与均衡的营养，必须把不同营养特点的食物，科学、良好地进行搭配，使各种食物间营养取长补短，相互调剂，组成平衡膳食。

平衡膳食由多种食物良好搭配烹制而成，膳食中所含的营养素不仅种类齐全、数量充足，而且相互之间具有适宜的比例，利于营养素的吸收利用和生理功能的充分发挥。平衡膳食是人对各种营养的实际需求与膳食供给之间具有良好平衡关系的膳食。

平衡膳食是通过食物构成来体现的，概括地说，每日应吃五大类食物，其中包括粮食类，肉、蛋、奶、大豆类，蔬菜类，水果类和烹调油。

■ 粮食类

五谷杂粮是中国人的主食。粮食中含有丰富的碳水化合物，是人体获得能量的主要食物来源。

对于学生来说粮食也是大脑能源的主力军。粮食中蛋白质含量在8%~10%，由于每日的摄取量多，因而由粮食提供的蛋白质在膳食蛋白质总提供量中占有重要比例。粮食蛋白质的质量不高，所以应注意互补，经常粮豆混食对学生有益。粮食是提供维生素B族的重要来源，但粮食碾磨得越精细，维生素的含量越低。所以膳食中不要一味追求精细，粗细粮要合理搭配。粮食还可以提供一定量的矿物质和膳食纤维。

■ 肉、蛋、奶、大豆类

肉指各种动物的胴体及内脏，其中包括水生动物，如鱼类、虾、蟹、贝类、螺等；蛋指禽类的卵，包括鸡蛋、鸭蛋、鹅蛋、鸽蛋、鹌鹑蛋；奶包括牛奶、羊奶等人类可以食用的动物乳汁及奶粉、酸奶、奶酪等；大豆类则指黄豆、青豆及其制品，如豆腐、豆制品，是一类提供完全蛋白质的食物。蛋白质是维持学生健康和从事复杂、持久脑力活动的基本营养素。

学生每日除必须保证300g牛奶（或等量豆奶、豆浆、酸奶）外，还应补充1~2个鸡蛋，100~150g肉类食品（包括水产品、瘦肉、内脏），50~100g豆腐。鸡蛋、肉类和豆制品不宜全部摄取最高值，相互之间可以互相调剂。一个鸡蛋（可食部约50g）与50g瘦肉或100g豆腐或50g豆制品蛋白质相当。

学生每天吃鸡蛋的好处不仅在于鸡蛋蛋白质的质量是所有天然食物中最高的，其可贵之处还在于蛋黄中含有丰富的卵磷脂，具有益智健脑的作用。据报道，鹌鹑蛋中卵磷脂含量比鸡蛋高5~6倍，健脑之效更胜一筹。

"大豆营养好，健康离不了"，大豆包括黄豆、青豆和黑豆，其中以黄豆为主。黄豆中含有近40%的蛋白质，大豆蛋白无论在量还是在质上都能与肉相媲美，素有"植物肉"之美誉。大豆中还含有有益健康的脂肪，含量高达18%。大豆油中不饱和脂肪酸含量占80%以上，还含有1.8%~2.4%的卵磷脂。大豆中还含有丰富的维生素和矿物质。用黄豆为原料制成的豆腐和豆制品营养丰富，易于消化，物美价廉，是我国最大众化的传统美食。对于一些惯于食素的学生来说，每天吃豆腐和豆制品尤为重要。

值得一提的是，鱼的营养价值相当高，其蛋白质含量高、质量好，消化吸收率也高，但是一些家长以为鱼头肉少骨多，所以吃鱼时总把鱼头留给自己，只把鱼肉给孩子吃。其实，鱼头含有多种营养物质，具有独特的健脑、益智、保健功能，对学生身体和智力发育大有好处。鱼头中含有氨基乙磺酸，这种含硫氨基酸具有多种功能，如：维持视神经功能，提高暗适应能力，防治视力衰退；降低低密度脂蛋白，提高高密度脂蛋白，有效防治高脂血症，预防动脉硬化；降低血脂；促进胰岛素分泌，控制血糖上升，防治糖尿病；增强肝功能，保持充沛精力等。

鱼头中含有的不饱和脂肪酸 EPA 和 ω-3 脂肪酸 DHA 能改善大脑功能，提高记忆力。

鱼头中含有卵磷脂，被人体吸收后分解生成胆碱，参与乙酰胆碱的合成。乙酰胆碱是脑神经细胞间传递信息的重要物质，可以增强记忆力，保证大脑功能的正常发挥。

此外，鱼头中还含有多种微量元素和维生素，如锌、锰、铁、硒、维生素 A 等，从而具有调节人体生理功能的作用。所以吃鱼时，千万别把鱼头丢弃，要把鱼脑吃掉。

内脏类食物除富含蛋白质外，维生素和矿物质含量也比相对应的肉类丰富。例如，肝脏是维生素 A 的主要食物来源，猪肝中的维生素 A 相当于猪肉中维生素 A 含量的 2000 多倍，钙相当于 10 倍，铁相当于 11 倍。所以，学生应适量补充内脏类食物，如每 1~2 周吃一次动物肝，每次 40~60g。

■ 蔬菜、水果类

"人可以一日无肉，却不可以一日无蔬菜"这句话是很有道理的。蔬菜和水果，尤其是叶类蔬菜在一日三餐中有着不可低估的营养作用。

我国地域广阔，不同的省区蔬菜品种有所不同。但总体来说可分为以下几类。

1.鲜菜

（1）叶菜类　指以嫩叶为主的蔬菜，如小白菜、油菜、大白菜、菠菜、甘蓝、生菜、荠菜、马齿苋等。此类蔬菜多为绿色，营养价值高，特别是胡萝卜素、维生素 B_2、维生素 C 颇丰，各种矿物质含量也高。鲜菜的缺点是：不耐储存，易腐烂变质。

（2）块根、块茎类　主要食用贮藏根或地下茎，如萝卜、胡萝卜、土豆、藕、荸荠等。

（3）茎类　以食茎部为主，如芹菜、莴笋、蒜苗、大葱等。

（4）花类蔬菜　以植物幼嫩的花作为食用部分，如花菜、黄花菜。目前发现有许多鲜花可以做糕点或入肴，如菊花、桂花、玫瑰花、藤萝花等。

（5）果菜类　以植物的果实作为食用部分，包括瓜果类、茄果类和荚果类。

1）瓜果类　包括黄瓜、冬瓜、南瓜、西葫芦、苦瓜、佛手瓜等。

2）茄果类　包括茄子、辣椒、番茄等。

3）荚果类　包括扁豆、豇豆、毛豆、鲜豌豆、鲜蚕豆等。

2.干菜

干菜即将鲜菜采用晾晒方法干制而成的食物，如冬菜、梅菜等。这类菜食用前需用水涨发，往往与肉一起烹调，如梅菜扣肉、笋干烧肉等都是家庭喜食的菜肴。

3.咸菜类

将某些新鲜的蔬菜经过盐腌或发酵，即可制成各种风味的咸菜或泡菜，如酱萝卜、雪里红、酸黄瓜、泡菜。咸菜是家庭餐桌上的"常客"，起调节口味的作用。

干菜和咸菜类食物是鲜菜储存的有效方法，但维生素、矿物质的含量大大降低。

4.食用菌、藻类

（1）食用菌类　指各种菌孢子植物。常见的有口蘑、猴头蘑、冬菇、香菇、银耳、草菇、木耳等。菌类食物味道鲜美，营养价值高，可做多种菜肴和配料。

（2）海藻类　指各种海产植物，如海带、紫菜、鹿角菜等。海藻含有丰富的碘、钙、铁等无机盐及多糖类物质，是重要的保健食品。

水果有鲜果和果制品之分。鲜果指新鲜水果，以应季鲜果为佳。果制品以鲜果为原料加工而成，如葡萄干和桂圆干等果干、果脯、果酱和水果罐头。

蔬菜、水果中含有多种维生素。比如维生素C的主要食物来源就是新鲜的蔬菜和水果。蔬菜中新陈代谢较为旺盛的器官（如叶、芽、花）维生素含量丰富，尤以绿叶菜突出。绿叶蔬菜中维生素B_2、胡萝卜素的含量也很可观。红黄色蔬果及某些食用菌藻类食物也富含胡萝卜素与维生素B族。蔬果类食物还是矿物质的宝库，如钙、镁、钾、铁、钴等，尤其是绿色叶菜含矿物质种类多，数量高。蔬果富含膳食纤维，也是其营养的一大特点，人体需要的膳食纤维大多数是由蔬果提供的。另外，蔬果宜人的色彩，诱人的香气和鲜美的口感，不仅赋予了人们更多的美食，丰富了餐桌食品，还大大地刺激了食欲，提高了人对各类营养素的消化吸收率。

充足的蔬菜和水果可以提高脑细胞的活力，使大脑思维更加敏锐、清晰，增强记忆力，减少脑疲劳。

学生每天应食用400~500g新鲜蔬菜，其中绿、黄、红等有色蔬菜要占绝大部分，尤其是时令绿叶菜要每日必吃。叶、茎、根、花、果各类蔬菜要尽量选全。学生每天还宜补充250g左右时令鲜果。有些学生不爱吃菜，以为吃水果可以代替蔬菜，这种想法并不正确。水果中营养素的含量基本上相当于瓜类蔬菜，远低于大多数蔬菜。所以仅靠水果难以满足人对某些维生素和矿物质的需求。几种蔬菜与水果中某些营养素的含量见表1。

表1　某些蔬菜和水果维生素和矿物质的含量（每100g可食部分）

分类	食物名称	可食部/%	水分/g	维生素C含量/mg	维生素B_2含量/mg	胡萝卜素含量/mg	钙含量/mg	铁含量/mg	锌含量/mg
蔬菜	番茄	97	94.4	19	0.03	550	10	0.4	0.13
	胡萝卜	96	89.2	13	0.03	4130	32	1.0	0.23
	芥蓝	78	93.2	76	0.09	3450	128	2.0	1.30
	菠菜	89	91.2	32	0.11	2920	66	2.9	0.85
水果	西瓜（京欣1号）	59	91.2	7	0.04	80	10	0.5	0.10
	香蕉	59	75.8	8	0.04	60	7	0.4	0.18
	桃	86	86.4	7	0.03	20	6	0.8	0.34
	猕猴桃	83	83.4	62	0.02	130	27	1.2	0.57

从表1我们不难分析并得出结果，蔬菜的营养价值是水果无法取代的。

■ 烹调油类

脂肪是人体必需营养素。食用植物脂肪量：动物脂肪为2:1时最为适当。动物性食物或多或少都含有脂肪，有些脂肪以肥膘的形式存在，如肥牛肉、五花肉等，肉眼可以看到，有些脂肪却是以隐性脂肪的形式与蛋白质一起均匀地分布在动物组织细胞中，肉眼看不到。如猪里脊肉看上去很瘦，但仍然含有10%~20%的脂肪，鸡蛋含脂肪11%，烤鸭含脂肪36%，酱羊肉含脂肪14%，小泥肠含脂肪26%等。也就是说人通过吃动物性食物已基本上可以满足对动物脂肪（即饱和脂肪酸）的需求量。所以，烹调宜选用植物油。

另外，学生适量吃些坚果类食物（如花生、松子、核桃等）也是必要的，因为坚果中含有丰富的不饱和脂肪酸、维生素E、钙、铁等营养物质，还具有一定的补脑作用。

此外，学生膳食还要注意：水的供给不可忽视，水具有调整物质代谢的作用，是血液的主要成分，不断将氧气和营养物质输送给大脑，又不停地将二氧化碳带走，使头脑思维敏捷、反应快，精力充沛。温开水（开水自然降温至25℃）是最佳饮用水。

营养配餐，搭配技巧

■ 原料种类齐全、品种丰富多彩

人吃饭很讲究口味，一种原料使用不同的调味品、采用不同的烹调方法，可以制作出多种美味佳肴。为了增加学生的食欲，学校、家长更是绞尽脑汁地变换主副食的花样。但重视口味的同时，绝不能忽略营养配餐原料的组成要多样化，做到品种全、种属远。中国居民膳食指南建议平均每天至少摄入12种以上食物，每周25种以上。

下面用两例予以说明。

例1：一日三餐

早餐：烧饼、油条、肉馅馄饨、小酱萝卜丁、榨菜丝。

午餐：油盐千层蒸饼、软炸里脊、新蒜素烧茄、香辣黄瓜条、冬瓜丸子汤。

晚餐：西葫猪肉水饺。

这套食谱花样和口感可谓丰富，但从平衡膳食的要求来分析，这一天的安排并不科学，原料过于单调。其中主食原料全是面粉，副食只有猪肉和果实类蔬菜，而且以瓜果类蔬菜为主（黄瓜、冬瓜、西葫芦为瓜果类蔬菜，茄子为茄果类蔬菜）。这几种蔬菜的营养价值远不及绿叶蔬菜和红黄色的蔬菜等有色蔬菜。长时间吃原料单调的膳食，学生获取的营养片面，就会造成某些必需营养素的缺乏，影响身体健康。

例2：午餐

主食：绿豆二米饭（大米、小米、绿豆）

　　　素包子（油菜、香菇馅）

副食：红烧鱼（鲜鱼）

　　　奶汁番茄菜花（花菜、番茄、牛奶）

　　　三色杏仁（芹菜丁、胡萝卜丁、杏仁）

　　　少量酱黄瓜

　　　酸辣汤（肉丝、豆腐、鸭血、水发木耳、鸡蛋、香菜）

这一餐运用了19种食材作原料（调味品未计在内），请见下面营养食谱原料分类：

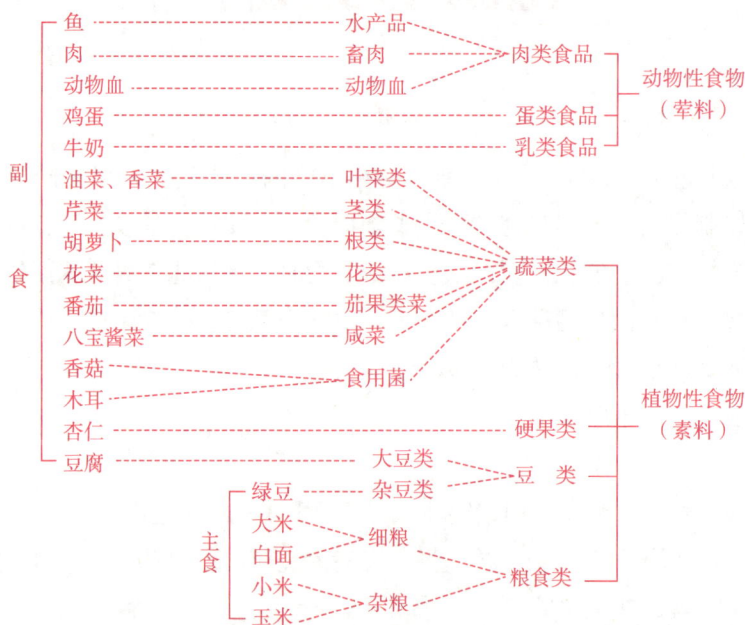

午餐搭配图

植物性食物
- 粮食类
  - 五谷杂粮
  - 薯　　类
- 豆　类
  - 大豆类
  - 杂豆类
- 蔬菜类
  - 鲜菜类
    - 叶菜类
    - 块根、块茎类
    - 茎类
    - 花类
    - 果菜类
      - 瓜类
      - 茄果类
      - 荚果类
  - 干菜类
  - 咸菜类
  - 食用菌、藻类
- 水果类
  - 鲜果
  - 果制品
- 坚果类
- 饮料类

动物性食物
- 奶类及其制品
- 蛋类及其制品
- 肉类及其制品
  - 畜肉类
  - 禽肉类
  - 水产品类
  - 脏器类

调味原料
- 咸味调料
  - 盐类
  - 酱豉类
  - 酱油类
  - 其他咸味类
- 甜味调料
  - 糖类
  - 蜜类
  - 其他甜味类
- 酸味调料
  - 醋类
  - 果汁类
  - 其他酸味类
- 麻辣味调料
  - 辣味类
  - 麻味类
- 鲜味调料
- 香味调料
  - 芳香类
    - 天然香料
    - 人工香料
  - 酒香类
    - 酒　类
    - 糟　类
    - 其他
  - 苦香类
    - 天然苦香类
    - 茶叶类
- 其他调料

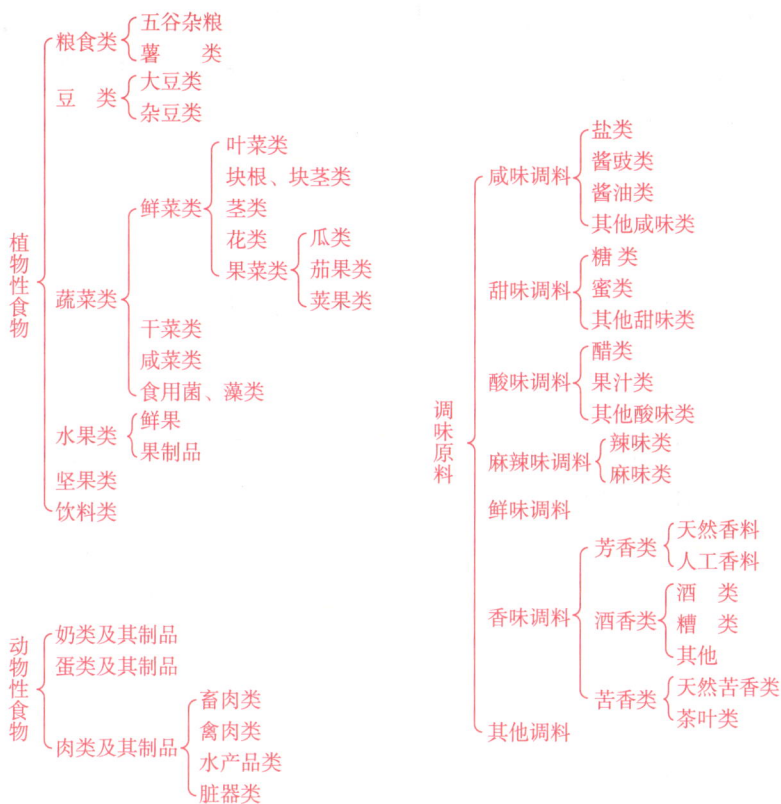

食物原料分类图

例2这一餐所用的原料几乎涵盖了各种类的食物，蔬菜中，叶、茎、根、花、果以及食用菌都被选用，做到了原料多样化，提供的营养也全面丰富。食谱中注意了主副食、粗细杂粮、荤与素的巧妙搭配；注意了色彩的配合和口味的调剂；注意了实用性与科学性的结合。

■ 食物多样，谷类为主

膳食要食物多样，谷类为主。谷类食物是中国传统膳食的主体。随着经济发展、生活改善，人们倾向于食用更多的动物性食物。这种三高膳食提供的能量和脂肪过高，蛋白质、脂肪和碳水化合物的供能比失衡，一些维生素、矿物质、膳食纤维过低，对一些慢性病的预防不利。提出谷类为主是为了提醒人们保持我国膳食的良好传统，防止发达国家膳食的弊病。我国自古以来主张膳食要"五谷为养、五畜为益，五果为助、五菜为充"。认为粮食是人颐养精力之必需。粮食提供的主要营养素有碳水化合物、蛋白质、维生素B族和膳食纤维。在给学生安排膳食时，要避免重副食轻主食的倾向，有意识地增加主食品种，而且应做到粗细粮搭配，粮豆混吃，常适量补充芋薯类食物。

■ 荤素搭配总相宜

荤素搭配指的是膳食中动物性食物与植物性食物之间的合理调配。荤素搭配是膳食营养平衡的重要手段，具有一定的科学价值。

1.荤素搭配有益于营养素的全面供给

动物性食物含有丰富的优质蛋白质，与蔬菜相配合可以弥补蔬菜蛋白质质量颇低的缺陷（表2）。花生、杏仁、核桃、松子仁等坚果与动物性食物相配合可烹制出宫保鸡丁、松仁玉米、桃仁鸭方等菜肴，不仅动物蛋白和植物蛋白中的氨基酸相互补充，还可提供丰富的必需脂肪酸和植物固醇，并可强化矿物质的含量。

表2　荤素搭配作用

	动物性食物	植物性食物	搭配作用
蛋白质	含量最高，多属完全蛋白质	相对含量小（大豆除外），多属非完全蛋白质	提供蛋白质，起蛋白质互补作用，提高膳食蛋白质质量
脂　肪	含饱和脂肪酸多，多含胆固醇	含不饱和脂肪酸，含植物固醇	提供必需脂肪酸，降低胆固醇，具有合理脂肪酸比例
维生素	动物肝、奶、蛋提供维生素A与维生素D、维生素B_2、维生素B_{12}	新鲜果蔬提供维生素C、胡萝卜素	相互补充，相得益彰，使维生素种类更加全面
矿物质	所含种类多、数量多，易于人体吸收	相对吸收率较低，豆类及蔬菜富含钾、镁	使人体获得全面、足量的矿物质，促进吸收
	多为酸性食物	多为碱性食物	酸碱平衡
膳食纤维	无	含量丰富	提供人体所需的膳食纤维

肝、蛋、奶等荤料可以补充素料中缺乏的维生素A与维生素D，增补维生素B_2与维生素B_{12}；而蔬菜中所富含的维生素C、胡萝卜素和膳食纤维又是

动物性食物所不具备的。所以荤与素的合理搭配使营养互补、相得益彰，膳食中的营养素更加全面。

2.优化营养素之间的比例关系

锅塌豆腐是以豆腐和鸡蛋为原料制成的荤素菜，豆腐中的蛋氨酸（一种必需氨基酸）含量偏低，而鸡蛋中的蛋氨酸丰富，所以将豆腐与鸡蛋按一定比例搭配，利用蛋白质的互补作用，优化了必需氨基酸之间的比例关系，提高了菜肴中蛋白质的营养价值。同样道理，家常豆腐（豆腐、猪肉、木耳为原料）、麻婆豆腐（豆腐、牛肉为原料）、皮蛋拌豆腐（豆腐、松花蛋为原料）等菜肴的蛋白质营养价值高于素溜豆腐、小葱拌豆腐。

膳食脂肪有动物脂肪和植物脂肪之分。动物脂肪含饱和脂肪酸多，植物脂肪含不饱和脂肪酸丰富。膳食中不饱和脂肪酸与饱和脂肪酸之比应该是2∶1，荤素搭配可以使脂肪酸的比例趋于平衡。像百叶结烧肉（五花肉与百叶结一起红烧），红烧鱼与熘豆腐配着吃，均有优化改善脂肪酸比例的作用。

3.提高营养素的吸收利用率

动物性食物与植物性食物搭配，有利于一些营养素发挥协同作用，进而促进营养素的吸收率。例如熘肝尖，以猪肝为主原料，柿子椒为辅料，柿子椒中的维生素C可以促进猪肝中铁的吸收；奶油花菜，奶油中丰富的维生素D可以促进花菜中钙在人体内的吸收利用；胡萝卜烧羊肉，羊肉中的脂肪有利于胡萝卜素的吸收和利用。再如响油鳝糊以黄鳝为主原料，黄鳝中含有丰富的维生素B_2，这道菜最后要放蒜泥作配料，把烧热的植物油倒在蒜泥上，除了增香调味外，同时，大蒜还具有提高维生素B_2吸收率的作用。

荤素搭配的方法是很灵活的，但应注意科学搭配，原料间颜色、质地、成分、口感要搭配得当。就拿口感来说，一般宜软配软，嫩配嫩，脆配脆。如焦熘肉片宜与荸荠（马蹄）、山药、梨相配；红烧肉可配土豆或栗子、芋芳；滑熘肉片配鲜蘑、木耳、莴笋片；炒肉丁可配豌豆、黄瓜丁、青红椒丁或胡萝卜丁等；清炖羊肉配白萝卜、胡萝卜等。反之，原料间质地不同，软硬不一致，做出的菜主配料生熟、老嫩程度不同，就会影响口感和食欲。

另外，配菜时还应注意主配料之间的用量比例。一般情况下，家常菜主料占2/3，配料占1/3。如麻婆豆腐，豆腐是主料，配料牛肉末不宜过多；香肠油菜，油菜是主料，香肠片是配料；翡翠虾仁，虾仁是主料，配料是蔬菜。配料用量太多就喧宾夺主了。有些荤素菜是由多种原料组成的，也同样应遵循以上规律，还要考虑色泽的配合、赏心悦目。

许多菜肴由单一原料烹制而成，如红烧鱼、清蒸鱼、冰糖肘花、糖醋排骨、香酥鸡翅等。这类菜中不宜加入植物性食物，应采取另做素菜配着吃的办法，达到荤素的配合。比如下例食谱。

主食：小枣玉米面发糕

副食：荤菜　红烧平鱼

　　　素菜　蒜蓉木耳菜

　　　　　　葱香豆腐丁

　　　　　　番茄蛋花汤

■ 合理选择烹调方法，营养美味和谐统一

中国烹饪历史悠久，具有丰富的科学文化和艺术内涵，以"味是根本，目的在养"为宗旨，烹调方法多种多样，包括以水为烹调介质的涮、煮、烧、炖；以油为烹调介质的煎、炒、烹、炸、溜和以汽为烹调介质的蒸、熏、烤等，多达百种。通过一定的工艺技巧，使菜肴百菜百味，一菜一格。

讲究烹调方法的合理组合，提倡科学的加工和烹调工艺，采用科学烹制手段如上浆挂糊、双炸技法等，可以减少因烹调造成的营养损失和有害物质的生成。

餐桌上饭菜的外观和风味与人的感觉器官有直接的联系。人通过眼睛观察食品的颜色和形状，产生视觉效应；通过鼻子闻食品的香气，产生嗅觉效应；通过品尝食品的味道，产生味觉效应。当学生看到色泽宜人、形状悦目、香气扑鼻、味道鲜美的食品时，由于上述各种效应，通过神经系统产生兴奋，使学生心情愉悦、食欲大开。此时大脑通过神经系统的传递，使消化器官（口腔、胃、小肠、胰脏、胆囊）分泌出大量具有活性的消化液，从而有利于消化吸收，使膳食中的营养物质更有效地发挥营养功能。相反则会使人产生厌食情绪，即使勉强下咽，消化吸收也会大打折扣。

学生营养餐应秉承中国饮食文化，合理选择烹调方法，提高烹调技术水

平，讲究营养与美食的和谐统一，使学生营养餐不仅营养均衡合理，易于消化吸收；而且风味常变常新，感官性状良好。

此外，就餐的环境要清洁卫生，通风、安静。创造轻松愉悦的就餐环境。

学生就餐营养指标

中国居民膳食营养素参考摄入量

人通过各种营养物质维持身体健康。人体对于某种营养素的需要量会随年龄、性别和生理状况有所不同。如成年人需要营养素维持体重及保障机体各项功能；孕妇和乳母需要补充多量的营养素以保证胎儿、婴儿和母体相关组织增长和泌乳的需求。青少年除了维持机体各项功能外，还需要更多营养素满足生长发育的需要。

正常人体需要的营养素可通过有规律的饮食来获得，所以必须科学地安排每日膳食以提供数量和质量适宜的营养素。如果某种营养素长期供给不足或过量，就会出现相应的营养不良或营养过剩的问题。

为了提高人体健康水平，减少代谢性疾病的发生，中国营养学会根据营养学理论，结合人体实际需求，制定了适用于各类人群的中国居民膳食营养素参考摄入量。

中国居民膳食营养参考摄入量是各年龄段青少年学生营养配餐的营养依据和指标。

中国居民膳食营养素参考量表

适合人群	食量(g)	能量(kcal)	蛋白质(g)	脂肪(g)	碳水化合物(g)	维生素A(μgRE)	维生素B₁(mg)	维生素B₂(mg)	维生素C(mg)	钙(mg)	铁(mg)	锌(mg)
女6岁轻	845	1300	48.8	34.7	198.3	379	0.65	0.65	5.4	325	10	5.96
男6岁轻/女7岁轻	910	1400	52.5	37.3	213.5	408	0.7	0.7	5.8	350	8.8	6.42
男7岁轻/女6岁中/女8岁轻	975	1500	56.3	40	228.8	438	0.75	0.75	6.3	375	9.4	6.88
男6岁中/女7岁中/女9岁轻	1040	1600	60	42.7	244	467	0.8	0.8	6.7	400	10	7.33
男8岁轻/男7岁中/女6岁重/女8岁中/女10岁轻/女65~79岁轻	1105	1700	63.8	45.3	259.3	496	0.85	0.85	7.1	425	10.6	7.79
男9岁轻/男6岁重/男10岁轻/女7岁重/女9岁中/女11岁轻/女50~64岁轻/女80~岁中	1170	1800	67.5	48	27.45	525	0.9	0.9	75	450	11.3	8.25
男7岁重/男8岁中/男80~岁中/女8岁重/女10岁中	1235	1900	71.3	50.7	289.8	554	0.95	0.95	7.9	475	11.9	8.71
男9岁中/男65~79岁轻/女9岁重/女14~17岁轻/女65~79岁中	1300	2000	75	54	305	583	1.0	1.0	83	500	12.5	9.17

续表

适合人群	食量 (g)	能量 (kcal)	蛋白质 (g)	脂肪 (g)	碳水化合物 (g)	维生素A (µgRE)	维生素B₁ (mg)	维生素B₂ (mg)	维生素C (mg)	钙 (mg)	铁 (mg)	锌 (mg)
男11岁轻/男10岁中/男8岁重/男50~64岁轻/女11岁中/女50~64岁中	1365	2100	78.8	56	320.3	613	1.05	1.05	88	525	13.1	9.63
女10岁重/男80~岁中	1430	2000	82.5	58.7	335.5	642	1.1	1.1	92	550	13.7	10.08
男9岁重/男10岁重/男轻/女11岁重/女14~17岁中	1495	2300	86.3	61.3	350.8	671	1.15	1.15	96	575	14.4	10.54
男11岁中/男65~79岁中/女重/女50~64岁重	1565	2400	90	64	366	700	1.2	1.2	100	600	15	11
男14岁轻/男50~64岁中	1625	2500	93.8	66.7	381.3	729	1.25	1.25	104	650	15.6	11.46
男11岁重/男中/女14~17岁重	1690	2600	97.5	69.3	396.5	758	1.3	1.3	104	650	16.2	11.92
男50-64岁重	1820	2800	105	74.7	427	817	1.4	1.4	11.7	700	17.5	12.83
男14~17岁重	1885	2900	108.8	77.3	442.3	846	1.45	1.45	12.1	725	18.1	13.29
男重	1950	3000	112.5	80	457.5	875	1.5	1.5	12.5	750	18.8	13.75

每天膳食结构量化表

每天膳食结构量化表

食物供给量及重量比例	食物分类	营养价值
粮薯类 30%		
粮谷 250~400g	粮谷	富含碳水化合物、蛋白质；含多种维生素、矿物质
杂豆 50~150g	杂豆	富含碳水化合物、蛋白质、维生素B族、膳食纤维；含多种矿物质，但吸收率较低
薯芋类 50~100g	薯芋（亦粮亦菜）	含碳水化合物、维生素B族、胡萝卜素、维生素C，矿物质如钙、钾、铁等
蔬菜水果类 40%		
蔬菜类 300~500g	蔬菜	含多种维生素和矿物质，如胡萝卜素、维生素C、维生素B_2、叶酸、钙、铁、钾、镁等；蔬菜中富含膳食纤维和植物化学物质，绿红黄等有色蔬菜营养价值更高，为健康加分
水果类 200~350g	水果	除维生素、矿物质外，水果中还含有葡萄糖、果糖、蔗糖。绿黄红色水果是维生素C、胡萝卜素、抗氧化物质等营养物质的良好来源
肉蛋类 11%		
畜禽类 40~75g	畜禽	富含优质蛋白质、动物脂肪、维生素（缺少维生素C）、多种矿物质（吸收率较高）。动物内脏营养价值更高，但胆固醇含量较高，故宜控制用量
鱼虾类 40~75g	水产类	肉质细嫩，消化吸收率高。富含优质蛋白质，脂肪含量偏低，且海产动物的脂肪含丰富的 ω-3 脂肪酸。水产动物含丰富的维生素B_2及多种矿物质，虾蟹贝类富含钙、锌、铁、硒等
蛋类 40~60g	蛋类	富含优质蛋白质、矿物质、维生素、卵磷脂，营养价值高
豆奶类 16.5%		
奶及奶制品 300ml	奶类	含有优质蛋白质、脂肪、维生素（A、D、B_2等）、矿物质（钙、锌等）、卵磷脂，全脂奶是钙的优秀食源，而且吸收率高

青少年科学营养配餐

食物供给量及重量比例	食物分类	营养价值
大豆及大豆制品，相当于大豆25~35g	大豆类	富含植物优质蛋白质、必需脂肪酸、多种维生素和矿物质及植物化学物质，如大豆异黄酮。不含胆固醇
坚果类10g	坚果类	营养密度高的食物，富含多种矿物质和维生素，丰富的植物蛋白质和多不饱和脂肪酸、磷脂，量多质优
调味品2.5%		
纯能调味品摄入油25~30g	纯能类	植物油、动物脂含脂肪约100%，每克脂肪含9kcal能量。油中含丰富的维生素E。白糖、红糖、冰糖等属于纯能甜味剂，每克含4kcal能量
糖10~20g	调味品类	调味品一般具有独特的调味作用。其中食盐和含盐咸味剂（各种酱油、酱）、味精等含钠高
平均膳食食物总量约1700g		

按食量分配各类食物重量

按食量分配各类食物重量表

食量（g）	各类食物量（g）				
	粮薯（30%）（g）	蔬果（40%）（g）	肉蛋11%（g）	豆奶16.5%（g）	纯能调味品50%（g）
100	30	40	11	17	3
200	60	80	22	33	5
300	90	120	33	50	8
400	120	160	44	66	10
500	150	200	55	83	13

食量（g）	各类食物量（g）				
	粮薯 （30%）（g）	蔬果 （40%）（g）	肉蛋 11%（g）	豆奶 16.5%（g）	纯能调味品 50%（g）
600	180	240	66	99	15
700	210	280	77	116	18
800	240	320	88	132	20
900	270	360	99	149	23
1000	300	400	110	165	25
1100	330	440	121	182	28
1200	360	480	132	198	30
1300	390	520	143	215	33
1400	420	560	154	231	35
1500	450	600	165	225	38
1600	480	640	176	264	40
1700	510	680	187	281	43
1800	540	720	198	297	45
1900	570	760	209	314	48
2000	600	800	220	330	50
2100	630	840	231	347	53
2200	660	880	242	363	55
2300	690	920	253	380	58

营养配餐中的几种比例关系

1.一日三餐的能量比

　早餐占全天能量的25%~30%；

　午餐占全天能量的40%；

晚餐占全天能量的30%~35%。

2.供能营养素的供能比

蛋白质供能占总能量的10%~15%；

脂肪供能占总能量的20%~30%；

碳水化合物供能占总能量的55%~65%。

3.脂肪酸的比例关系

饱和脂肪酸：不饱和脂肪酸=1：2；

饱和脂肪酸：单不饱和脂肪酸：多不饱和脂肪酸=1：1：1。

多不饱和脂肪酸中 $\omega-6：\omega-3=4：1$

4.钙在人体内的吸收率与多种营养素相关。如磷、镁、维生素D、乳糖膳食纤维等。

钙磷比：1：1.5

钙镁比：1：0.5

5.钠钾比：1：1

6.蔬菜每天摄入量500g，各类蔬菜具有一定比例关系。

其中绿叶菜250g，占50%；红黄等有色蔬菜125g，占25%；其他品种蔬菜125g，占25%。

一日三餐
合理安排

制定青少年营养配餐食谱的着眼点是应用平衡膳食原则，达到营养全面适量与均衡的目的，满足学生生长发育，保持身体健康，精力旺盛，能持续完成脑力活动和体力劳动所需营养，使疾病发生率降低。

制订营养配餐食谱要根据青少年各年龄段膳食营养素参考摄入量标准；选用多种类食物原料组成合理的食物结构；确定各餐的主、副食品种和原料的用量，形成食谱。

1.膳食原料的分类

膳食原料分成五大类：粮薯（粮谷、薯芋、杂豆）、蔬果（蔬菜、果品）、肉蛋（肉类、蛋）、豆奶（大豆及制品、壳果、种子、奶及制品）、纯能调味品（油脂、糖、调味品）。五大类食物细分成13类，对每一分类食物具有的营养素特征作出了相应说明。

2.按食量估算各类食物重量

从统计学角度调查分析，每人每天的平均食量与所需能量有相应的比例关系，据此把每人每天所需能量转换为食量，进而分解成五大类食物重量，当然人体所需的各种营养素也包含在其中。首当其冲的是制定食谱选择食物及其重量，进行配餐与营养计算。

按食量估算各类食物重量（见"按食量分配各类食物重量"部分）预先就圈定了各类食物重量变化的范围，方便了配餐与营养计算。

3.应用食物丰度表

食物丰度是食物中营养素丰富程度的简称。食物丰度表中，每一种类食物丰度值从高到低顺序排列，而且同一种类的食物具有相近的营养特征。因此应用食物丰度表便于选择食物。

三餐营养配餐食谱包括：早餐、午餐、集体午餐、晚餐、主食套餐、全天餐五类。

各餐配餐排列餐谱的编号。早餐谱1~30号，午餐谱101~130号，集体午餐谱501~530号，晚餐谱201~230号，主食套餐谱301~330号，全天餐谱401~430号。

各餐餐谱的能量均以1000kcal、全天餐的能量以2400kcal为基准设计。运用能量系数，可以简捷方便地计算出各种能量的带量食谱。

同餐次食谱具有可比性、互换性。读者根据自身的认知喜好，可广泛选择如意餐谱，达到色、香、味、型、食量、营养俱佳的目的。

■ 一日之功在于晨——早餐吃好

人们常说一年之际在于春，一日之功在于晨。每日上午是学生学习负担最重、用脑最多的时间段。吃好早餐可以使学生精神集中，精力充沛，提高学习效率。

清晨距离头天晚餐已经有12个小时左右，头天晚餐摄取的食物均已消化吸收，所以此时胃肠空空，极需要各种营养素和能量的补充。也就是说，学生要通过吃好早餐，摄取营养物质，给人体"加油充电"。

如果不吃早餐或早餐质量不佳，会直接影响学生的身体健康、生长发育和学习，最常见的症状是头晕乏力。因为人的大脑作为"总司令部"负责指挥人的各种活动，而大脑功能的正常发挥需要充足的能源（能量）和营养提供。大脑的能源来自血糖。不吃早餐，血液中的葡萄糖得不到补充，人便出现低血糖，大脑得不到充足的能量供给，造成"指挥"失灵，使学生反应迟钝、思维混乱，上课精神不集中，听不懂老师讲授的知识，分析解题能力下降，有的甚至会昏倒休克。长期不吃早餐会导致营养不良，肝功能受损，还会诱发胆结石或心脏病。所以美国的医学专家把"每天坚持用好早餐"列为人延年益寿八大要素的第二位，提出了"早餐必须是我们每日三餐中最好的一餐"的主张。

吃好早餐应该做到以下几点。

（1）早餐提供的能量和各种营养素应占全日营养素供给量标准的28%左右。早餐的安排既要数量充足，还应保证质量。

（2）早餐应包括以下几类食物。

提供能量为主的食物	提供优质蛋白质为主的食物	提供维生素、矿物质为主的食物
粮食、薯类、杂豆	奶、奶制品	蔬菜
	蛋、蛋制品	水果
	大豆、大豆制品	坚果
	肉、肉制品	
必须提供	最少选择两种	必须提供蔬菜、坚果

（3）清晨起来，人的胃肠处于滞纳状态，往往食欲不佳。所以早餐要讲究烹调方法，常变换花样，做到：主副兼顾、质优量足、品种丰富、口味各异、有干有稀、温度适宜。

下面提供早餐带量食谱与营养分析30例，各例以1000kcal能量为基准，按奶、酸奶、豆浆、豆腐脑、粥、面汤顺序排列。不同年龄段的学生所需要的能量各异，采用能量系数可以获得不同能量段所需要的各种食物的用量，形成相应的带量食谱。

配餐与营养计算

序号	食谱	原料(g)	食量(g)	能量(kcal)	蛋白质(g)	脂肪(g)	碳水化合物(g)	维生素A(μgRE)	维生素B₁(mg)	维生素B₂(mg)	维生素C(mg)	钙(mg)	铁(mg)	锌(mg)	供能比蛋白质(%)	供能比脂肪(%)	供能比碳水化合物(%)
1	面包夹肉	咸面包200 方腿30	623	1000	38.4	26.7	149.9	200	0.42	0.55	41	530	10.5	4.77	15	24	61
	杏仁拌藕片	藕75 胡萝卜20 杏仁10 香油3															
	燕麦片甜牛奶	牛奶250 燕麦片25 绵白糖10															
2	蛋糕	蛋糕200	586	1000	35.2	29.4	147.8	383	0.34	0.7	46	436	8.3	4.14	14	26	60
	煎蛋	鸡蛋50 花生油4															
	豆腐干拌青椒	豆腐干20 青椒2 香油2															
	牛奶	牛奶250															
3	枣豆发糕	玉米面100 富强粉50 密云小枣5 红小豆20 绵白糖10	668	1000	37.2	26.3	148.6	490	0.66	0.72	50	412	9.4	4.76	15	24	61
	芹菜花生米	芹菜茎70 花生仁15 红椒15 花生油3															
	牛奶卧鸡蛋	牛奶250 鸡蛋50															
	水果	圣女果80															

一日三餐 合理安排

续表

序号	食谱	原料(g)	食量(g)	能量(kcal)	蛋白质(g)	脂肪(g)	碳水化合物(g)	维生素A(μgRE)	维生素B₁(mg)	维生素B₂(mg)	维生素C(mg)	钙(mg)	铁(mg)	锌(mg)	供能比(%)蛋白质	脂肪	碳水化合物
4	麻酱烧饼	标准粉160 芝麻酱15 白芝麻3															
	酱牛肉	酱牛肉20	532	1000	37.3	29.8	142.7	215	0.59	0.6	23.8	532	15.9	6.2	15	27	58
	泡菜	白萝卜20 胡萝卜20 柿子椒20 香油2															
	坚果	核桃仁10															
	牛奶	牛奶250 绵白糖12															
5	杂粮煎饼	标准粉85 小米面65 鸡蛋50 生菜15 焦圈25 香菜5	635	1000	32.4	24.6	159.9	428	0.68	0.7	42	402	8.5	4.79	13	22	65
	牛奶	牛奶250 绵白糖12															
	水果	柑橘125															
6	三明治	咸面包200 鸡蛋50 羽衣甘蓝15 黄瓜10 火腿肠20 黄油4	804	1000	38.3	26.8	150	849	0.34	0.69	51	541	10.4	4.49	15	24	61
	西式泡菜	甘蓝60 胡萝卜80 绵白糖15															
	牛奶	牛奶250 绵白糖15															
	水果	苹果100															

序号	食谱	原料（g）	食量（g）	能量（kcal）	蛋白质（g）	脂肪（g）	碳水化合物（g）	维生素A（μgRE）	维生素B_1（mg）	维生素B_2（mg）	维生素C（mg）	钙（mg）	铁（mg）	锌（mg）	蛋白质（%）	脂肪（%）	碳水化合物（%）
7	豆包	富强粉125 红豆馅40 绵白糖12															
	鹌鹑蛋	鹌鹑蛋40	587		34.3		152.9		0.44		21		8.8		14		62
	杏仁三色	芹菜茎70 杏仁10 红椒10 橄榄油5		1000		26.5		446		0.78		428		4.54		24	
	牛奶燕麦粥	牛奶250 燕麦片25															
8	烤馒头片抹麻酱、果酱	富强粉150 芝麻酱15 苹果酱15															
	扒鸡	扒鸡25	710		35.7		155.2		0.46		82		15		14		63
	椒油白菜丁	大白菜75 柿子椒20 胡萝卜20 花生油5		1000		25.5		416		0.6		560		4.54		23	
	牛奶	牛奶250															
	水果	木瓜125															
9	小笼包（肉馅）	富强粉75 猪后臀尖10 猪瘦肉10 大葱5 香油3															

青少年科学营养配餐

序号	食谱	原料（g）	食量（g）	能量（kcal）	蛋白质（g）	脂肪（g）	碳水化合物（g）	维生素A（μgRE）	维生素 B_1（mg）	维生素 B_2（mg）	维生素C（mg）	钙（mg）	铁（mg）	锌（mg）	蛋白质	脂肪	碳水化合物
	小笼包（素馅）	富强粉75 油菜50 干香菇3 香油5	641	1000	36.6	26.4	151.1	211	0.59	0.68	83	450	9.7	4.89	15	24	61
	蛋花牛奶燕麦粥	牛奶250 燕麦片25 鸡蛋30															
	水果	中华猕猴桃100															
10	大饼	富强粉125	583	1000	34	28.5	150.4	490	0.38	0.67	28	449	9.3	4.35	14	26	60
	油条	油条65															
	咸鸭蛋	咸鸭蛋30															
	花椒油拌菠菜	菠菜80 豆腐干20 花椒油3															
	牛奶	牛奶250															
	果酱蛋糕	蛋糕175 绵白糖10 草莓酱10															
11	煎蛋	鸡蛋50 花生油4 黄瓜30	591	1000	33.5	27.4	153.4	359	0.33	0.73	34	500	8.5	4.42	13	25	62
	豆腐干拌青椒	豆腐干30 青椒40 香油2															
	酸奶	酸奶250															

注：供能比（%）

序号	食谱	原料(g)	食量(g)	能量(kcal)	蛋白质(g)	脂肪(g)	碳水化合物(g)	维生素A(μgRE)	维生素B_1(mg)	维生素B_2(mg)	维生素C(mg)	钙(mg)	铁(mg)	锌(mg)	供能比(%) 蛋白质	脂肪	碳水化合物
12	面包	面包200	680	1000	36.1	29.9	145.2	359	0.39	0.72	29	450	7.5	4.32	14	27	59
	煮鸡蛋	鸡蛋50															
	蔬菜火腿沙拉	生菜30 方腿20 紫甘蓝15 胡萝卜10 红椒10 青椒10 花生仁3 香油3															
	酸奶	酸奶250															
13	椒盐烧饼	富强粉120 白芝麻5 花生油5	588	1000	36.2	26.4	151.7	750	0.46	0.91	44	539	11.4	4.95	14	24	62
	茯苓夹饼	茯苓夹饼40															
	五香鹌鹑蛋	鹌鹑蛋60															
	豆腐干拌双花	豆腐干30 西蓝花40 花菜35 香油3															
	酸奶	酸奶250															
14	紫米馒头	富强粉75 黑米75 绵白糖5	605	1000	35.6	29.4	145	289	0.57	0.76	38	457	7.9	6.52	14	26	60
	香葱椒鸡蛋	鸡蛋65 小葱20 花生油5															
	五香花生米	炒花生仁20															

续表

序号	食谱	原料(g)	食量(g)	能量(kcal)	蛋白质(g)	脂肪(g)	碳水化合物(g)	维生素A(μgRE)	维生素B₁(mg)	维生素B₂(mg)	维生素C(mg)	钙(mg)	铁(mg)	锌(mg)	供能比(%) 蛋白质	脂肪	碳水化合物
15	拌老虎菜	黄瓜50 青椒30 香菜10															
	酸奶	酸奶250															
	果酱包	富强粉150 苹果酱25															
	酱鸭	酱鸭50	583	1000	36.9	23.5	158.5	372	0.46	0.7	43	565	13.1	5.18	15	21	64
16	素鸡拌苋菜	素鸡20 苋菜85 香油3															
	酸奶	酸奶250															
	什锦炒饭	米饭450 鸡蛋60 方腿20 洋葱30 香菇20 青椒20 小香干20 花生油15	1105		34.5		151.6		0.39		33		15.2		14		62
	豆浆	豆浆300 绵白糖15		1000		27		382		0.49		333		7.39		24	
	水果	樱桃135															
17	煎饼	标准粉125 绿豆面20 鸡蛋50 焦圈30 香菜3 大葱3 生菜1 黑芝麻1 色拉油3	605		35.7			292	0.63		76		10.1		14		1
	坚果	腰果15															

序号	食谱	原料(g)	食量(g)	能量(kcal)	蛋白质(g)	脂肪(g)	碳水化合物(g)	维生素A(μgRE)	维生素B₁(mg)	维生素B₂(mg)	维生素C(mg)	钙(mg)	铁(mg)	锌(mg)	供能比蛋白质(%)	供能比脂肪(%)	供能比碳水化合物(%)
	豆浆	豆浆300 绵白糖15		1000		28.1		214		0.38		160		5.59		25	
	水果	鲜枣30															
18	芝麻火烧夹油条	富强粉125 油条60 白芝麻3 花生油4	639	1000	35.4	28.9	146.2	302	0.4	0.36	17	206	8.8	3.76	14	26	60
	紫百叶拌时蔬	千张20 紫甘蓝20 胡萝卜20 藕20 香油2															
	豆浆鸡蛋花	豆浆300 鸡蛋50 绵白糖15															
19	茴香肉馅包子	富强粉150 猪肉55 茴香135 香油10	750	1000	34.9	29	147.2	562	0.66	0.33	41	1009	11.7	4.76	14	26	60
	豆腐脑	带卤豆腐脑250															
	水果	苹果150															
20	麻酱酱烧饼	标准粉150 麻酱15 白芝麻5 花生油3	613	1000	35.8	26.9	151.1	188	0.53	0.28	15	1020	18.8	6.03	14	24	62
	酱牛肉	牛肉40															
	豆腐脑	带卤豆腐脑250															
	水果	香蕉100 芒果50															

序号	食谱	原料(g)	食量(g)	能量(kcal)	蛋白质(g)	脂肪(g)	碳水化合物(g)	维生素A(μgRE)	维生素B_1(mg)	维生素B_2(mg)	维生素C(mg)	钙(mg)	铁(mg)	锌(mg)	供能比蛋白质(%)	供能比脂肪(%)	供能比碳水化合物(%)
21	面包片夹火腿	面包200 方腿30															
	小香干拌西蓝花	小香干25 西蓝花65 香油3	418		35.8		155.4		0.42		44		12.9		14		64
	红薯黑米粥	黑米40 红薯30		1000		24.8		819		0.35		411		5.45		22	
	盐水花生	鲜花生25															
22	豆包	富强粉125 红豆馅40															
	五香鹌鹑蛋	鹌鹑蛋60	408		35		151		0.48		10		11.7		14		62
	三色海带丝	海带60 千张25 胡萝卜15 香油3		1000		26.6		382		0.52		320		4.62		24	
	红薯小米粥	小米35 红薯30															
	核桃仁	核桃仁15															
23	麻酱饼	标准粉120 芝麻酱15 红糖10															
	肉肠	蛋清肠50	493		33.6		150.7		0.93		43		20.2		13		62
	鲜蘑拌苋菜	苋菜80 鲜蘑20 香油3		1000		27.3		338		0.43		413		5.65		25	

序号	食谱	原料（g）	食量（g）	能量（kcal）	蛋白质（g）	脂肪（g）	碳水化合物（g）	维生素A（μgRE）	维生素B₁（mg）	维生素B₂（mg）	维生素C（mg）	钙（mg）	铁（mg）	锌（mg）	蛋白质（%）	脂肪（%）	碳水化合物（%）
	皮蛋瘦肉粥	皮蛋15 猪瘦肉15 大米40															
	水果	苹果125															
24	玉米发糕	玉米面120 富强粉30															
	小葱培根摊鸡蛋	鸡蛋50 培根10 小葱10 花生油6	459		33.5		151.3		0.68		46		10.1		13		63
	杏仁三色	杏仁15 芥蓝45 胡萝卜10 香油3		1000		26.6		474		0.48		173		5.15		24	
	红豆薏米水	赤小豆20 薏仁米20															
	水果	苹果120															
25	牛肉片菜包	富强粉150 牛肉45 芹菜茎140 花生油12	495		37.3		146.5		0.46		57		11.1		15		60
	素鸡拌青椒	青椒60 胡萝卜20 素鸡25 香油3		1000		27.9		653		0.31		300		5.02		25	
	绿豆燕麦片粥	燕麦片20 绿豆20															

续表

序号	食谱	原料(g)	食量(g)	能量(kcal)	蛋白质(g)	脂肪(g)	碳水化合物(g)	维生素A(μgRE)	维生素B1(mg)	维生素B2(mg)	维生素C(mg)	钙(mg)	铁(mg)	锌(mg)	供能比(%)蛋白质	供能比(%)脂肪	供能比(%)碳水化合物
26	紫米发糕	黑米80 标准粉70 绵白糖10 枸杞子5 蜜枣6															
	酱鸭	酱鸭50	386		36.5		152.2		0.57		45		12.7		15		62
	煸虾皮拌时蔬	虾皮10 苋菜75 花生油5		1000		25		354		0.43		306		7.33		23	
	玉米糁山药粥	玉米糁30 山药20															
	盐水花生	鲜花生25															
27	炸糕	糯米粉50 红豆馅25 色拉油6	362		33.9		149.8		0.51		24		15.3		14		61
	麻酱烙饼	标准粉75 芝麻酱8															
	煮鸡蛋	鸡蛋50		1000		27.9		956		0.59		263		5.17		25	
	五香花生米	炒花生仁15															
	肝片菠菜面条汤	富强粉50 猪肝10 菠菜70 香油3															
28	荠菜馅包子	富强粉135 猪肉40 荠菜115 香油8	503		36.6		146.6		0.61		68		13.3		15		59

序号	食谱	原料（g）	食量（g）	能量（kcal）	蛋白质（g）	脂肪（g）	碳水化合物（g）	维生素A（μgRE）	维生素B$_1$（mg）	维生素B$_2$（mg）	维生素C（mg）	钙（mg）	铁（mg）	锌（mg）	供能比（%）蛋白质	脂肪	碳水化合物
	疙瘩汤	富强粉50 花生油5 鸡蛋50 番茄100		1000		28.8		717		0.5		428		3.99		26	
29	馒头片抹麻酱、白糖	富强粉125 芝麻酱15 绵白糖10	496	1000	34.5	26.8	152.7	271	0.54	0.41	48	438	17.1	4.53	14	24	62
	广东香肠	广东香肠25															
	金针菇拌海带丝	金针菇25 海带60 胡萝卜20 香油3															
	羊肉奶白菜面片汤	羊后腿30 富强粉50 油菜50 花生油3															
	水果	圣女果80															
30	葱油花卷	富强粉125 大葱5 花生油5	409	1000	35.1	24.7	157.5	344	0.52	0.43	51	230	11.1	3.84	14	22	64
	煮鸡蛋	鸡蛋50															
	菜肉馄饨	富强粉70 猪肉30 苋菜60 花生油5															
	馄饨汤料	虾皮2 冬菜2 香油1 干紫菜1 香菜2															
	水果	桂圆50															

下面列举几日早餐食谱，以供参考。

例 1　红糖麻酱花卷，豆奶，五香鹌鹑蛋，清拌莴笋叶，八宝酱咸菜。

例 2　金银卷，牛奶，凤尾鱼（或豆豉鲮鱼、五香熏鱼、酥鲫鱼），油盐拌两样（胡萝卜、绿豆芽），腐乳。

例 3　芝麻烧饼，豆腐脑，酱牛肉，清拌芹菜，榨菜。

例 4　馒头，蛋糕，牛奶，煮鸡蛋，香菜鲜葱拌豆干，泡菜。

例 5　红枣黄玉米粉发糕抹麻酱，大米粥，咸鸭蛋，拌香干柿子椒、辣咸菜丝。

例 6　豆沙包，牛奶，西式煎蛋（鸡蛋、洋葱末、鲜蘑末、火腿肠末），炒虾皮（虾皮、香菜、葱丁），拍黄瓜。

例 7　方面包，煎鸡蛋饼，火腿肠片，生菜叶，番茄片，黄油，酸黄瓜，牛奶。

■ 午餐吃好——学生营养午餐

大多数学生是在学校吃午餐。为了提高学生健康水平和国民素质，解决学生吃午餐难的状况，21世纪初，全国许多省市都开展了"学生营养餐"的推广工作。

学生营养餐是为保证学生在生长发育期对营养素的需求，根据中国居民膳食营养素参考摄入量，由学生营养餐企业或学校食堂在严格的卫生管理条件下为学生提供的确保卫生、营养标准的色、香、味俱佳的配餐。学生营养餐是调整改善学生膳食结构、平衡营养、科学饮食的重要手段。

营养午餐以周一至周五共五日为单位，日平均摄入的能量和主要营养素含量应力求达全天标准的38%。

学生营养午餐食谱每周编制一次，食谱应包括主食、菜肴、汤粥的名称、各种原料的净重量和主要营养素周平均值。

食谱设计中原料的选择要种类全、种属远、品种多样化，组成科学合理。力求营养全面，适量与均衡，达到午餐营养规范的要求。

1.粮食类

粮食类包括五谷杂粮、杂豆类和薯类。

粮食是学生所需能量的主要来源，含有丰富的碳水化合物，一定量的蛋白质、维生素B族、矿物质和膳食纤维。研究证明粗（杂）粮与精细粮相比含有更丰富的维生素B族、矿物质和膳食纤维。

粮食学生营养午餐的主食除米饭、二米饭、馒头外，还应包括各种粗（杂）粮制作的面食类食品，如小窝头、紫米馒头、双色花卷、豆沙包、果酱包、蒸红薯、玉米等。

2.动物性食物

动物性食物包括畜肉类、禽肉类、鱼类和其他水生动物、脏器类及蛋类食品。动物性食品是学生摄取优质蛋白质的重要来源，还可以提供吸收利用率高的矿物质。

近年来，与生活方式密切相关的代谢性疾病迅速蔓延，且呈年轻化趋势。而这类疾病的病理变化始于青少年，所以，预防应从儿童抓起。学生营养午餐中动物性原料品种要多样，广泛选用，供给要适量。一周内最少安排一次鱼或鱼肉制品。畜禽类应以瘦肉为主，少吃肥肉。

3.大豆类及制品

大豆类食物包括黄豆、青豆、黑豆及其制品，如豆腐、各种豆制品、大豆蛋白制品。大豆类原料不仅提供优质大豆蛋白、优质脂肪，还有丰富的维生素E、维生素B族和钙、铁、钾等矿物质，具有良好的营养和保健价值。

4.蔬菜类

蔬菜是维生素、矿物质的宝库，还含有多种植物化学物质和膳食纤维。蔬菜是学生营养午餐的重要组成部分。一周内，蔬菜的选择应涵盖叶、茎、根、花、果、食用菌、藻类各种类蔬菜，尤其是要注重有色蔬菜的选用，还要讲究新鲜、时令。

5.调味品

（1）油脂　富含脂肪和类脂，为人体提供能量和各种脂肪酸及磷脂、固醇。

营养餐采用植物油进行烹制。用油量随年龄的增加及副食量的增加而增多。

烹调用油是指烹制食物时所用的油量，摄入油是实际摄入人体的油量。

（2）食盐　世界卫生组织建议每人每日用盐56g，其中包括含食盐的调味品，如酱油、各种咸味酱。学生营养午餐盐用量应控制在2~2.5g。

另外，学生午餐还应适量提供时令新鲜水果和酸奶。

如果学生中午回家吃饭，家庭午餐也应该做到粗细粮、荤与素、主副食的合理搭配，做到色、香、味、形俱佳。

午餐应做到：原料多样化、谷类唱主角、荤素巧搭配、营养均衡好。

下面提供午餐带量食谱与营养分析30例（表序号101~130），其中包括三个菜肴的食谱25例，四个菜肴的食谱5例。各例以1000kcal能量为基准，按鸡、鸭、鱼、水产动物、猪、牛、羊为主菜顺序排列。

配餐与营养计算

序号	食谱	原料（g）	食量（g）	能量（kcal）	蛋白质（g）	脂肪（g）	碳水化合物（g）	维生素A（μgRE）	维生素B_1（mg）	维生素B_2（mg）	维生素C（mg）	钙（mg）	铁（mg）	锌（mg）	供能比（%）蛋白质	供能比（%）脂肪	供能比（%）碳水化合物
101	二米饭	大米100　小米50															
	宫保鸡丁	鸡胸肉50　大葱10　土豆25　花生仁10															
	清炒绿苋菜	绿苋菜125　水发木耳20	703	1000					0.52		88		23.7		15		59
	香干拌芹菜	芹菜70　小香干30　红椒10			37.1	28.7	140.7			0.47		702		8.86		26	
	黄瓜片蛋花汤	黄瓜50　鸡蛋10　香油1　枸杞子3						790									
	水果	香梨125															
	摄入油	色拉油14															
102	家常饼	标准粉150　花生油3　土豆40															
	三杯鸡翅	鸡翅60															
	素什锦	芹菜茎20　胡萝卜10　水发木耳15　香菇15　小香干15　花生仁5	595	1000	37.6	28.8	143.4	743	0.57	0.41	66	345	14.1	4.99	15	26	59
	蚝油生菜	生菜150															

续表

序号	食谱	原料(g)	食量(g)	能量(kcal)	蛋白质(g)	脂肪(g)	碳水化合物(g)	维生素A(μgRE)	维生素B₁(mg)	维生素B₂(mg)	维生素C(mg)	钙(mg)	铁(mg)	锌(mg)	供能比(%)蛋白质	脂肪	碳水化合物
103	干贝小白菜汤	干贝3 小白菜40															
	红果酪	山楂20 绵白糖12															
	摄入油	色拉油12															
	米米饭	大米140															
	玉米	玉米80	772	1000	38.5	28.6	142.7	529	0.58	0.58	123	390	15.2	6.75	15	26	59
	清炖鸡块	鸡60 金针菇25 枸杞子5															
	蒜蓉空心菜	空心菜125 干香菇4 红椒15															
	芝麻酱拌豇豆	豇豆100 芝麻酱8															
	豆腐娃娃菜汤	娃娃菜75 豆腐20															
	水果	圣女果100															
	摄入油	色拉油15															
104	馒头	富强粉150															
	红烧鸡腿	鸡腿65 土豆50															

序号	食谱	原料(g)	食量(g)	能量(kcal)	蛋白质(g)	脂肪(g)	碳水化合物(g)	维生素A(μgRE)	维生素B₁(mg)	维生素B₂(mg)	维生素C(mg)	钙(mg)	铁(mg)	锌(mg)	蛋白质	脂肪	碳水化合物
															供能比(%)		
	虾仁烩豆腐	河虾仁20 豆腐40 莴笋20 胡萝卜15	707		37.9		147.7		0.39		80		12.9		15		61
	清炒油麦菜	油麦菜150 水发木耳15		1000		27.1		269		0.51		417		4.89		24	
	蘑菇海带汤	海带40 白蘑菇15 香油2															
	冰糖银耳鲜果粒	波萝25 桃25 中华猕猴桃25 草莓25 干银耳3 冰糖10															
	摄入油	色拉油12															
105	花卷	富强粉140															
	酥炸鸡柳	鸡胸肉60 玉米淀粉10															
	肉片香干炒油菜	猪肉20 油菜120 小香干20	687		38		142.7		0.45								
	炝炒尖椒	尖椒40 洋葱40 绵白糖6 香菜10		1000		27.3		188		0.39	84	473	15.3	8.68	15	25	60
	酸辣牡蛎汤	牡蛎15 白萝卜40															
	水果	库尔勒梨150															
	摄入油	色拉油16															

一日三餐 合理安排

续表

序号	食谱	原料(g)	食量(g)	能量(kcal)	蛋白质(g)	脂肪(g)	碳水化合物(g)	维生素A(μgRE)	维生素B₁(mg)	维生素B₂(mg)	维生素C(mg)	钙(mg)	铁(mg)	锌(mg)	供能比(%) 蛋白质	脂肪	碳水化合物
106	绿豆米饭	大米125 绿豆20															
	蒸红薯	红心红薯100															
	京酱鸭脯	鸭胸肉70 大葱65 彩椒10	702	1000	36.8	28.9	145.1	306	0.44	0.38	88	394	14.1	6.65	15	26	59
	肉片木耳大白菜	猪后臀尖20 大白菜100 水发木耳15															
	豆皮拌紫甘蓝	紫甘蓝65 千张15 胡萝卜15 花椒油2															
	酸辣牡蛎海带汤	牡蛎15 水发海带50 香油1															
	摄入油	色拉油14															
107	果酱包	富强粉140 苹果酱20															
	双红炖鸭块	鸭65 胡萝卜25 密云小枣4															
	豆腐干烩豌豆	豌豆50 黄瓜20 小香干25	605	1000	36.1	26.2	150.4	345	0.66	0.46	62	346	15.1	4.62	14	24	62
	白扒花菜	花菜65 水发木耳15 胡萝卜15 玉米淀粉2															

序号	食谱	原料(g)	食量(g)	能量(kcal)	蛋白质(g)	脂肪(g)	碳水化合物(g)	维生素A(μgRE)	维生素B₁(mg)	维生素B₂(mg)	维生素C(mg)	钙(mg)	铁(mg)	锌(mg)	蛋白质	脂肪	碳水化合物
	金针菇丝瓜汤	金针菇10 丝瓜40 香油1															
	水果	梨100															
	摄入油	色拉油8															
108	玉米发糕	富强粉55 玉米面100 密云小枣6 葡萄干6 绵白糖10															
	红烧带鱼	带鱼75															
	木耳炒青笋	水发木耳20 红椒15 莴笋75		636	36.3		144.5		0.49		96		12		15		59
	杏仁拌菠菜	杏仁8 菠菜85		1000		28.4		568		0.36		178		4.73		26	
	罗宋汤	牛肉10 土豆10 番茄30 洋葱5 圆白菜15															
	水果	圣女果100															
	摄入油	色拉油16															
109	米饭	大米125															
	鲜玉米	鲜玉米80															
	三色黄鳝丝	黄鳝丝60 胡萝卜15 青椒15 冬笋15		626	35.3		150.5		0.58		143		11.6		14		62

续表

序号	食谱	原料（g）	食量（g）	能量（kcal）	蛋白质（g）	脂肪（g）	碳水化合物（g）	维生素A（μgRE）	维生素B₁（mg）	维生素B₂（mg）	维生素C（mg）	钙（mg）	铁（mg）	锌（mg）	蛋白质供能比（%）	脂肪供能比（%）	碳水化合物供能比（%）
	虾皮油菜苔	油菜苔130 虾皮5		1000		26.7		252		1.58		357		6.05		24	
	糯米藕	藕60 糯米20 绵白糖8															
	黄瓜余丸子	黄瓜40 猪肉25 香油2															
	水果	圣女果10															
	摄入油	色拉油16															
110	紫米发糕	富强粉100 黑米50 核桃仁3 枸杞子3 绵白糖10		653	38.7		145.7				106		9.2		15		
	鲜玉米	鲜玉米80															
	清蒸鲈鱼	鲈鱼60 大葱3 姜2 红椒3		1000		27.7		662	0.64	0.58		295		6.47		25	60
	肉片豆腐烩鲜蘑	猪后臀尖15 鲜蘑35 豆腐40															
	白灼双花	花菜60 西蓝花25 水发木耳20															
	番茄蛋花汤	番茄50 鸡蛋10 香油2															
	水果	柑橘150															
	摄入油	色拉油12															
111	金银卷	富强粉75 玉米面75															

序号	食谱	原料(g)	食量(g)	能量(kcal)	蛋白质(g)	脂肪(g)	碳水化合物(g)	维生素A(µgRE)	维生素B₁(mg)	维生素B₂(mg)	维生素C(mg)	钙(mg)	铁(mg)	锌(mg)	供能比(%) 蛋白质	脂肪	碳水化合物
	豆腐烧鱼	草鱼60 豆腐40 绵白糖5	688	1000	35.7	26.9	147.7	350	0.54	0.49	87	242	12.3	5.12	14	24	62
	蘑菇海米烧芦笋	芦笋70 白蘑菇20 海米5															
	青椒土豆片	青椒20 土豆60 洋葱20 胡萝卜15															
	蛤蜊菠菜汤	蛤蜊15 菠菜40															
	水果	梨150															
	摄入油	色拉油16															
112	玉米发糕	富强粉40	592	1000	35.1	27.6	147.5	957	0.61	0.63	265	233	12.3	5.21	14	25	61
	酥炸小黄花鱼	小黄花鱼70 玉米面100 绵白糖5 玉米淀粉6															
	肉片炒圆白菜	猪后臀尖15 圆白菜120															
	姜汁藕片	莲藕75 胡萝卜15 姜5															
	肝片鸡毛菜汤	猪肝15 鸡毛菜40															
	水果	鲜枣70															

续表

序号	食谱	原料(g)	食量(g)	能量(kcal)	蛋白质(g)	脂肪(g)	碳水化合物(g)	维生素A(μgRE)	维生素B₁(mg)	维生素B₂(mg)	维生素C(mg)	钙(mg)	铁(mg)	锌(mg)	供能比(%) 蛋白质	供能比(%) 脂肪	供能比(%) 碳水化合物
	摄入油	色拉油16															
113	二米饭	大米100															
		小米50															
	油焖虾	河虾70															
		绵白糖8															
	鸡蛋炒韭菜	鸡蛋20	661		35.2		152.8		0.45		80		12.2		14		62
		韭菜100															
	香菇油菜	香菇30		1000		26.3		498		0.52		470		5.91		24	
		油菜125															
	豆苗蛋花汤	豌豆苗20															
		鸡蛋10															
	水果	香蕉110															
	摄入油	色拉油18															
114	米饭	大米150															
	蒸芋艿	芋头100															
	清炒虾仁	河虾50															
		豌豆30															
	豉椒猪肉青椒片	猪肉20	653		36.8		148		0.59		61		10.4		15		60
		青椒30															
		洋葱30															
		胡萝卜20															
		红椒10															
		玉米淀粉2															
	豆泡烧黄豆芽	油豆腐20		1000		27.8		246		0.41		317		6.22		25	
		黄豆芽100															

序号	食谱	原料(g)	食量(g)	能量(kcal)	蛋白质(g)	脂肪(g)	碳水化合物(g)	维生素A(μgRE)	维生素B$_1$(mg)	维生素B$_2$(mg)	维生素C(mg)	钙(mg)	铁(mg)	锌(mg)	供能比(%) 蛋白质	供能比(%) 脂肪	供能比(%) 碳水化合物
	鲜蘑冬瓜汤	鲜蘑25　冬瓜50															62
	摄入油	色拉油16														24	
115	玉米粒米饭	大米140　鲜玉米粒60													14		
	螺肉炒蒜苗	螺肉80　蒜苗50															
	肉片杏鲍菇	猪后臀尖20　莴笋15　杏鲍菇60　红椒10	762		34.3		153.5		0.53		88		14.8	8.4			
	素炒小白菜	小白菜125		1000		26.9		490		0.79		755					
	番茄蛋花汤	番茄50　鸡蛋10　香菜1															
	水果	苹果125															
	摄入油	色拉油16															
116	红豆米饭	大米130　赤小豆20															
	鱼香肉丝	猪瘦肉50　莴笋45　胡萝卜20　水发木耳15															
	香菇油菜	干香菇5　油菜125															

续表

序号	食谱	原料(g)			食量(g)	能量(kcal)	蛋白质(g)	脂肪(g)	碳水化合物(g)	维生素A(μgRE)	维生素B₁(mg)	维生素B₂(mg)	维生素C(mg)	钙(mg)	铁(mg)	锌(mg)	供能比(%)		
																	蛋白质	脂肪	碳水化合物
117	洋葱炒豆腐	豆腐85	洋葱30	香菜10	738	1000	38.6	28.5	142.1	336	0.65	0.47	71	370	12.9	7.11	15	26	59
	羊肉汆冬瓜	羊肉15	冬瓜50	香油2															
	水果	苹果120																	
	摄入油	色拉油16																	
	米饭	大米150																	
118	红烧肉	猪肉65	白芸豆10		632	1000	37.6	29	142.8	613	0.45	0.44	105	322	15.7	7.04	15	26	59
	什菌烩豆腐	豆腐80	香菇15	白蘑菇10															
		干松蘑3																	
	清炒芥蓝	芥蓝100	红椒10																
	海米冬瓜汤	冬瓜50	海米3	香菜2															
		香油1																	
	水果	桃125																	
	摄入油	色拉油8																	
	二米饭	大米100	玉米糁50																
	蒸山药	山药120																	

序号	食谱	原料(g)	食量(g)	能量(kcal)	蛋白质(g)	脂肪(g)	碳水化合物(g)	维生素A(μgRE)	维生素B_1(mg)	维生素B_2(mg)	维生素C(mg)	钙(mg)	铁(mg)	锌(mg)	供能比(%) 蛋白质	供能比(%) 脂肪	供能比(%) 碳水化合物
119	黄豆烧猪蹄	猪蹄55 黄豆8															
	荷塘小炒	莲藕65 荷兰豆25 胡萝卜15 水发木耳15	633		37.5		147.4		0.48		108		13.4		15		61
	蒜蓉塔菜	塔菜150 大蒜5		1000		26.8		414		0.45		451		5.19		24	
	紫菜蛋花汤	鸡蛋10 紫菜2 香油2															
	摄入油	色拉油9															
	枣饼	富强粉125 蜜云小枣8															
	蒸芋头	芋头125															
	莲藕烧排骨	排骨65 莲藕40 菁凉10	684		35.7		145.9		0.95		69		8.6		14		60
	蘑菇卤水豆腐	豆腐40 鲜磨40		1000		29		198		0.45		236		4.35		26	
	糖拌番茄	番茄150 绵白糖10															
	虾皮萝卜丝汤	白萝卜55 虾皮2 香油2															
	摄入油	色拉油10															

序号	食谱	原料 (g)	食量 (g)	能量 (kcal)	蛋白质 (g)	脂肪 (g)	碳水化合物 (g)	维生素A (μgRE)	维生素B₁ (mg)	维生素B₂ (mg)	维生素C (mg)	钙 (mg)	铁 (mg)	锌 (mg)	供能比(%) 蛋白质	供能比(%) 脂肪	供能比(%) 碳水化合物
120	烙饼	标准粉150															
	熘肝尖	猪肝40 水发木耳20 青椒40															
	白水煮豆腐（蘸汁）	豆腐60 大白菜45 金针菇20 芝麻酱10 生抽5 腐乳3 腌韭菜花3 香菜5 大葱5															
	炝炒土豆片	土豆95 洋葱20 彩椒10	727	1000	37.4	27.9	145.3	2203	0.73	1.21	141	405	25.2	7.1	15	25	60
	糖醋心里美萝卜	心里美萝卜80 香油2															
	水果	木瓜100															
	摄入油	色拉油14															
121	米饭	大米100															
	麻酱花卷	标准粉50 芝麻酱5															
	蚝椒牛柳	牛瘦肉60 洋葱20 青椒15 胡萝卜15															
	肉片烧茄子	茄子150 猪瘦肉15 番茄15	750	1000	38.1	26.5	148.8	569	0.49	0.47	76	332	13.8	7.01	15	24	61
	虾皮小白菜	小白菜120 虾皮6															

序号	食谱	原料（g）	食量（g）	能量（kcal）	蛋白质（g）	脂肪（g）	碳水化合物（g）	维生素A（μgRE）	维生素B₁（mg）	维生素B₂（mg）	维生素C（mg）	钙（mg）	铁（mg）	锌（mg）	蛋白质	脂肪	碳水化合物
															供能比（%）		
	番茄蛋花汤	番茄50 香油2 鸡蛋10 香菜1															
	水果	香蕉100															
	摄入油	色拉油16															
122	紫米发糕	富强粉100 紫米面40 核桃仁5 葡萄干5 枸杞子3															
	红烧牛肉	牛肉65 胡萝卜25 白萝卜20															
	虾皮炒茼蒿	茼蒿120 虾皮3	625	1000	34.2	28.7	146.4	585	0.55	0.4	84	238	11.4	6.5	14	26	60
	鱼香茄子	茄子110 绵白糖4 南瓜20															
	小米粥	小米20															
	水果	中华猕猴桃75															
	摄入油	色拉油10															
123	米饭	大米140															
	蒸红薯	红薯100															
	红烧牛尾	牛尾70	652	1000	36	28.4	146.3	364	0.38	0.38	76	256	8.5	6.61	14	26	60
	砂锅豆腐白菜	猪后臀尖15 海米5 豆腐40 大白菜80															

续表

序号	食谱	原料(g)	食量(g)	能量(kcal)	蛋白质(g)	脂肪(g)	碳水化合物(g)	维生素A(μgRE)	维生素B₁(mg)	维生素B₂(mg)	维生素C(mg)	钙(mg)	铁(mg)	锌(mg)	供能比(%)蛋白质	供能比(%)脂肪	供能比(%)碳水化合物
	三色秋葵	秋葵80 山药20 胡萝卜20															
	拌老虎菜	黄瓜45 辣椒15 香菜10															
	摄入油	色拉油12															
124	发面饼	富强粉140 花生油3															
	葱爆羊肉	羊后腿65 大葱50 香菜5															
	清炒空心菜	空心菜120 干香菇3 红椒10	643	1000	38.5	29.1	141.9	387	0.49	0.48	63	376	16.4	5.57	15	26	59
	芝麻酱拌豇豆	豇豆75 绵白糖3 大蒜5 芝麻酱10															
	莲子银耳汤	干莲子5 干银耳3 枸杞子2 密云小枣8															
	水果	火龙果120															
	摄入油	色拉油16															
125	芝麻烧饼	标准粉90 芝麻酱8 花生油2 白芝麻2															
	涮羊肉	羊肉片75 大白菜50 冬瓜50 高蒿30 香菇25 豆腐20 莲藕20 菠菜20 金针菇20	657		41.2		143		0.55		60		21.2		16		59

序号	食谱	原料（g）	食量（g）	能量（kcal）	蛋白质（g）	脂肪（g）	碳水化合物（g）	维生素A（μgRE）	维生素B₁（mg）	维生素B₂（mg）	维生素C（mg）	钙（mg）	铁（mg）	锌（mg）	供能比（%）蛋白质	供能比（%）脂肪	供能比（%）碳水化合物
	调味汁	芝麻酱10 生抽10 腐乳5 腌韭菜花5 香菜5 大葱5 绵白糖2 香油8		1000		27.7		235		0.42		421		6.17		25	
	面条	标准粉25 荞麦面20															
	水果	香蕉150															
126	米饭	大米125															
	麻酱花卷	标准粉40 芝麻酱6															
	咖喱鸡块	鸡腿60 土豆15 胡萝卜15															
	清肉杏鲍菇	猪瘦肉20 杏鲍菇50 红椒5	572	34.6		153.4		0.54		86		13.3		14		62
	尖椒土豆丝	土豆80 尖椒10		1000		26.5		369		0.44		318		5.76		24	
	蒜蓉塔菜	塔菜100 大蒜2															
	银耳南瓜汤	南瓜30 干银耳2															
	摄入油	色拉油12															
127	红豆饭	大米140 赤小豆20															
	孜然鸭腿	鸭腿55 洋葱20 红椒10 香菜10															

续表

序号	食谱	原料(g)	食量(g)	能量(kcal)	蛋白质(g)	脂肪(g)	碳水化合物(g)	维生素A(μgRE)	维生素B₁(mg)	维生素B₂(mg)	维生素C(mg)	钙(mg)	铁(mg)	锌(mg)	供能比(%) 蛋白质	供能比(%) 脂肪	供能比(%) 碳水化合物
	番茄炒蛋	番茄100 鸡蛋20 绵白糖3	742	1000	37.8	28.8	143.9	1114	0.38	0.61	88	417	16.6	6.04	15	26	59
	香干炒芹菜	芹菜茎70 小香干20															
	白蘑菇菠菜	菠菜100 白蘑菇20															
	菜苗鸡蛋汤	菜苗30 鸡蛋10															
	水果	哈蜜瓜100															
	摄入油	色拉油14															
128	发面饼	富强粉150	649	1000	38.5	27.6	146.4	772	0.51	0.39	132	323	9.4	4.33	15	25	60
	蒸红薯	红薯100															
	红烧罗非鱼	罗非鱼55															
	肉片炒青椒	猪后臀尖20 青椒40 胡萝卜20 洋葱25															
	蘑菇扒芥蓝	芥蓝80 草菇25															
	小葱拌豆腐	豆腐55 小葱10															
	虾皮冬瓜汤	冬瓜50 虾皮2 香菜1															
	摄入油	色拉油16															
129	馒头	富强粉145															

一日三餐 合理安排

序号	食谱	原料(g)	食量(g)	能量(kcal)	蛋白质(g)	脂肪(g)	碳水化合物(g)	维生素A(μgRE)	维生素B₁(mg)	维生素B₂(mg)	维生素C(mg)	钙(mg)	铁(mg)	锌(mg)	供能比(%)蛋白质	脂肪	碳水化合物
	米粉肉	猪五花肉50 大米20 绵白糖6															
	麻婆豆腐	牛瘦肉10 豆腐80 青蒜10	604	1000	36.4	28.9	146.1		0.59		64		10.7		15		59
	白灼圆白菜	圆白菜100 胡萝卜20						189		0.38		261		5.23		26	
	罗汉上素	香菇25 杏鲍菇25 水发木耳20 冬笋20 干榛蘑5 红椒10 冬瓜50 香菜2																
	冬瓜汤	冬瓜50																
	摄入油	色拉油8																
130	馒头	富强粉130																
	蒸红薯	红薯100																
	番茄牛肉	牛肉60 番茄35 洋葱15 白蘑菇15 胡萝卜15	686	1000	38.5	28.5	143.3		0.4		109		13.7		15		59
	鸡蛋黄瓜片	鸡蛋15 黄瓜70 水发木耳15						559		0.43		263		5.14		26	
	双色豆腐	鸭血55 豆腐55 青蒜10																
	虾皮炒盖菜	虾皮3 盖菜85																
	银耳果粒汤	干银耳2 菠萝25 密云小枣5 绵白糖6																
	摄入油	色拉油10																

集体午餐带量食谱与营养分析30例（表序号501~530），其中包括三个菜肴的食谱20例，四个菜肴的食谱10例。

配餐与营养计算

序号	食谱	原料(g)	食量(g)	能量(kcal)	蛋白质(g)	脂肪(g)	碳水化合物(g)	维生素A(μgRE)	维生素B₂(mg)	维生素C(mg)	钙(mg)	铁(mg)	锌(mg)	供能比(%) 蛋白质	供能比(%) 脂肪	供能比(%) 碳水化合物
501	米饭	大米110	582		35.3		145.3			104		9.9		14		60
	红枣发糕	玉米面35 富强粉15 绵白糖6 密云小枣6														
	土豆烧牛肉	牛腩50 土豆40		1000		29.4		797	0.36		206		6.93		26	
	肉片西葫芦	猪瘦肉30 西葫芦70 水发木耳20 胡萝卜15														
	蒜蓉芥蓝	芥蓝100 大蒜5														
	番茄蛋花汤	番茄50 鸡蛋20 香菜2														
	摄入油	花生油8														
502	米饭	大米110														
	窝头	玉米面50 红糖10														

序号	食谱	原料(g)	食量(g)	能量(kcal)	蛋白质(g)	脂肪(g)	碳水化合物(g)	维生素A(μgRE)	维生素B₂(mg)	维生素C(mg)	钙(mg)	铁(mg)	锌(mg)	供能比(%)蛋白质	供能比(%)脂肪	供能比(%)碳水化合物
	滑溜肉片	猪瘦肉50 玉米淀粉2 莴笋40 水发木耳15		588	37.2		142.5			37		13.4		15		59
	小炖肉烧海带	五花肉30 水发海带70 胡萝卜15		1000		29.3		462	0.53		385		7.15		26	
	磨菇烧豆腐	豆腐65 磨菇40 青椒15 红椒5														
	菠菜鸡蛋汤	菠菜50 鸡蛋10 香菜3														
	摄入油	色拉油8														
503	二米饭	大米80 小米30														
	枣卷	富强粉50 密云小枣5														
	鱼香肉丝	猪瘦肉50 莴笋25 水发木耳15 胡萝卜15		575	37.9		144.7			61		16.9		15		60
	肉片香干炒黄瓜	猪前肘25 小香干25 黄瓜70 彩椒10		1000		27.9		382	0.46		458		6.38		25	
	香菇油菜	油菜100 香菇5														
	南瓜银耳汤	南瓜45 干银耳2 干银耳2 枸杞子3 绵白糖6														

续表

序号	食谱	原料(g)	食量(g)	能量(kcal)	蛋白质(g)	脂肪(g)	碳水化合物(g)	维生素A(μgRE)	维生素B₂(mg)	维生素C(mg)	钙(mg)	铁(mg)	锌(mg)	蛋白质(%)	脂肪(%)	碳水化合物(%)
504	摄入油	色拉油 14														
	米饭	大米 110														
	发糕	玉米面 35 富强粉 15 绵白糖 6														
	板栗烧鸡	鸡腿 65 熟栗子 20 莲藕 20	551	1000	37.8	26.2	150.5	399	0.43	70	253	9.9	5.34	15	24	59
	肉片双菇炒青椒	猪瘦肉 25 杏鲍菇 25 香菇 20 青椒 30 红椒 10														
	豆腐干炝炒芹菜条	芹菜茎 60 豆腐干 30 胡萝卜 15														
	虾皮白菜汤	白菜 50 虾皮 3														
505	摄入油	色拉油 12														
	二米饭	大米 80 黑米 30														
	果酱包	富强粉 50 苹果酱 15														
	木须肉	猪肉 50 鸡蛋 30 水发木耳 20 黄瓜 25	637	1000	37.1	28.1	146.5	297	0.41	57	217	11.8	6.1	15	25	60
	鱼香茄子	茄子 125 番茄 25														
	椒油圆白菜	圆白菜 100 胡萝卜 15														

序号	食谱	原料（g）	食量（g）	能量（kcal）	蛋白质（g）	脂肪（g）	碳水化合物（g）	维生素A（μgRE）	维生素B₂（mg）	维生素C（mg）	钙（mg）	铁（mg）	锌（mg）	供能比（%）蛋白质	脂肪	碳水化合物
	酸辣汤	鸭血5 豆腐25 鸡蛋15 水发木耳5 黄花菜5 香菜2														
	摄入油	色拉油15														
506	米饭	大米110														
	紫米馒头	黑米35 标准粉15 绵白糖10														
	红烧狮子头	猪肉60 土豆20	566		35.9		147.3			105		10.3		14		61
	番茄炒鸡蛋	鸡蛋25 番茄120 绵白糖5		1000		28.2		808	0.55		230		7.18		25	
	白蘑菇扒芥蓝	白蘑菇30 芥蓝100 玉米淀粉2														
	紫菜虾皮汤	鸡蛋15 虾皮3 香菜2 干紫菜2														
	摄入油	色拉油12														
505	二米饭	大米80 黑米30														
	果酱包	富强粉50 苹果酱15														
	木须肉	猪肉50 鸡蛋30 黄瓜25 水发木耳20	637		37.1		146.5			57		11.8		15		60

续表

序号	食谱	原料（g）	食量（g）	能量（kcal）	蛋白质（g）	脂肪（g）	碳水化合物（g）	维生素A（μgRE）	维生素B₂（mg）	维生素C（mg）	钙（mg）	铁（mg）	锌（mg）	供能比（%）蛋白质	脂肪	碳水化合物
	鱼香茄子	茄子125 番茄25														
	椒油圆白菜	圆白菜100 胡萝卜15		1000		28.1		297	0.41		217		6.1		25	
	酸辣汤	鸭血5 水发木耳5 豆腐25 黄花菜5 鸡蛋15 香菜2														
	摄入油	色拉油15														
506	米饭	大米110														
	紫米馒头	黑米35 标准粉15 绵白糖10														
	红烧狮子头	猪肉60 土豆20	566		35.9		147.3									61
	鸡蛋炒番茄	鸡蛋25 番茄120 绵白糖5		1000		28.2		808	0.55	105	230	10.3	7.18	14	25	
	白蘑菇扒芥蓝	白蘑菇30 芥蓝100 玉米淀粉2														
	紫菜虾皮汤	虾皮3 鸡蛋15 香菜2 干紫菜2														
	摄入油	色拉油12														

序号	食谱	原料(g)	食量(g)	能量(kcal)	蛋白质(g)	脂肪(g)	碳水化合物(g)	维生素A(μgRE)	维生素B₂(mg)	维生素C(mg)	钙(mg)	铁(mg)	锌(mg)	供能比(%) 蛋白质	供能比(%) 脂肪	供能比(%) 碳水化合物
509	米饭	大米120														
	奶香馒头	富强粉40 全脂牛奶粉40 绵白糖3														
	清炖鸭块	鸭60 冬瓜40 枸杞子3	548		38.6		144.3			60		12		15		59
	家常豆腐	猪瘦肉20 豆腐60 水发木耳15 红椒10		1000		28.7		663	0.46		297		5.91		26	
	虾皮波菜	虾皮5 菠菜100														
	番茄蛋花汤	番茄40 鸡蛋10 香菜2														
	摄入油	色拉油10														
510	米饭	大米110														
	发糕	玉米面30 富强粉20 绵白糖10 葡萄干5														
	豆腐烧鱼	黄姑鱼65 豆腐40 水发木耳15	656	1000	37		144.2	205		67		10.1		15		59
	肉片炒黄瓜	猪肉30 黄瓜50 红椒10				29.2			0.32		278		5.49		26	

续表

序号	食谱	原料(g)	食量(g)	能量(kcal)	蛋白质(g)	脂肪(g)	碳水化合物(g)	维生素A(μgRE)	维生素B₂(mg)	维生素C(mg)	钙(mg)	铁(mg)	锌(mg)	供能比(%) 蛋白质	供能比(%) 脂肪	供能比(%) 碳水化合物
	椒油圆白菜	圆白菜100 胡萝卜15														
	牡蛎鸡毛菜汤	牡蛎10 鸡毛菜40														
	摄入油	色拉油15														
511	二米饭	大米80 小米30														
	紫米馒头	紫米面30 标准粉20 密云小枣6 绵白糖6														
	海带红烧肉	带皮前臀尖60 水发海带50		592	36.3		144.2			86		13		15		59
	番茄炒鸡蛋	番茄125 鸡蛋30 绵白糖5		1000		29		659	0.59		326		6.86		26	
	蘑菇洋葱炒芥蓝	芥蓝65 白蘑菇25 红椒10 洋葱20														
	虾皮紫菜蛋花汤	鸡蛋15 虾皮3 香菜2 干紫菜2														
	摄入油	色拉油8														
512	红豆饭	大米100 赤小豆20														
	麻酱花卷	标准粉40 芝麻酱5														

午餐 合理配餐

序号	食谱	原料(g)	食量(g)	能量(kcal)	蛋白质(g)	脂肪(g)	碳水化合物(g)	维生素A(μgRE)	维生素B₂(mg)	维生素C(mg)	钙(mg)	铁(mg)	锌(mg)	供能比(%) 蛋白质	供能比(%) 脂肪	供能比(%) 碳水化合物
	农家炖排骨	猪大排60 鲜玉米20 胡萝卜20 干香菇4	562		37.6		142.2			80		12		15		59
	地三鲜	茄子50 土豆40 绵白糖3 青椒15		1000		29.1		287	0.47		293		5.86		26	
	豆皮炒油菜	干张10 油菜110														
	干贝冬瓜汤	冬瓜50 干贝3 香菜2														
	摄入油	花生油10														
513	米饭 大米饭	大米120														
	双色花卷	富强粉20 紫米面20														
	宫保鸡丁	鸡胸肉50 土豆20 胡萝卜15 花生仁10 绵白糖5 玉米淀粉3	554		37		145.3			69		9.6		15		60
	肉片香干圆白菜	猪后臀尖20 圆白菜75 豆腐干20 红椒10		1000		29.1		383	0.37		246		5.18		26	
	鲜口蘑烧青笋	白蘑菇25 胡萝卜15 莴笋75														

续表

序号	食谱	原料(g)	食量(g)	能量(kcal)	蛋白质(g)	脂肪(g)	碳水化合物(g)	维生素A(μgRE)	维生素B₂(mg)	维生素C(mg)	钙(mg)	铁(mg)	锌(mg)	供能比(%)蛋白质	供能比(%)脂肪	供能比(%)碳水化合物
514	海米苋菜汤	海米3　绿苋菜35　芝麻油1														60
	摄入油	色拉油12														
	大米饭	大米110														
	奶香馒头	富强粉40　全脂牛奶粉3　绵白糖5														
	白芸豆烧鸭腿	鸭55　白芸豆15　枸杞子3		525	38.2		144.4			69		11.5		15		
	香辣豆腐	豆腐60　红椒10　玉米淀粉2　猪瘦肉15　青蒜10		1000		28.5		830	0.64		246		5.72		26	
	醋溜白菜	大白菜130　绵白糖5														
	肝片菠菜汤	猪肝10　菠菜40														
	摄入油	色拉油12														
515	大米饭	大米110														
	发糕	富强粉20　玉米面30　密云小枣5　绵白糖5														

续表

序号	食谱	原料(g)	食量(g)	能量(kcal)	蛋白质(g)	脂肪(g)	碳水化合物(g)	维生素A(ugRE)	维生素B2(mg)	维生素C(mg)	钙(mg)	铁(mg)	锌(mg)	供能比(%) 蛋白质	供能比(%) 脂肪	供能比(%) 碳水化合物
	干烧鱼	龙利鱼60 冬笋5 猪后臀尖5 香菇5 绵白糖3	525	1000	36.9	28	147.4	537	0.38	70	327	12.4	4.47	15	25	60
	肉丁烩豌豆	猪后臀尖20 青椒20 豌豆粒30 红椒10 小香干20 玉米淀粉2														
	杏鲍菇炒西蓝花	杏鲍菇30 西蓝花40 花菜30														
	金针菇丝瓜汤	金针菇15 丝瓜45														
	摄入油	色拉油15														
516	米饭	大米110	561	1000	38	28.9	145.3	383	0.38	86	268	9.7	5.57	15	26	59
	果酱包	富强粉50 苹果酱15														
	酱爆鸡丁	鸡腿50 豆腐干20 黄瓜50 绵白糖4														
	麻婆豆腐	牛腩肉20 豆腐70 青蒜5														
	清炒盖菜	盖菜100														

续表

序号	食谱	原料（g）	食量（g）	能量（kcal）	蛋白质（g）	脂肪（g）	碳水化合物（g）	维生素A（μgRE）	维生素B₂（mg）	维生素C（mg）	钙（mg）	铁（mg）	锌（mg）	供能比（%）蛋白质	脂肪	碳水化合物
	番茄蛋花汤	番茄40 鸡蛋10 香菜2														
	摄入油	色拉油15														
517	米饭	大米100														
	紫米发糕	富强粉15 黑米25 绵白糖5														
	香酥鸡柳	鸡胸肉55 玉米淀粉6	491		34.1	28.5	149			52		11.2		14		60
	肉末黄豆烧海带	猪后臀尖25 海带65 黄豆6		1000				257	0.48		391		5.32		26	
	鲜蘑塔菜	蘑菇20 塔菜95														
	小米粥	小米25 红薯35														
	摄入油	色拉油14														
518	二米饭	大米100 玉米楂30														
	麻酱红糖花卷	标准粉40 芝麻酱8														
	孜然羊肉	羊后腿55 洋葱25 香菜10	547		34.5		147.6			80		13.5		14		60

序号	食谱	原料（g）	食量（g）	能量（kcal）	蛋白质（g）	脂肪（g）	碳水化合物（g）	维生素A（μgRE）	维生素B₂（mg）	维生素C（mg）	钙（mg）	铁（mg）	锌（mg）	供能比（%）蛋白质	脂肪	碳水化合物
	肉片青椒土豆片	猪后臀尖25 青椒20 土豆65		1000		29.1		357	0.44		239		5.62		26	
	炝炒大白菜	白蘑菇20 胡萝卜15 大白菜85														
	菠菜胡辣汤	菠菜40														
	摄入油	色拉油14														
519	米饭	大米120														
	小窝头	玉米面40 绵白糖8														
	酥炸小黄鱼	小黄鱼60 玉米淀粉6 富强粉6	529		37.5		144.5			91		12.6		15		59
	肉片香干炒芹菜	猪肉20 小香干20 红椒10 芹菜茎70		1000		28.8		557	0.43		375		5.48		26	
	花生仁炒盖菜	花生仁10 盖菜100														
	蘑菇豆苗汤	蘑菇20 豌豆苗25														

青少年学科营养配餐

序号	食谱	原料(g)	食量(g)	能量(kcal)	蛋白质(g)	脂肪(g)	碳水化合物(g)	维生素A(μgRE)	维生素B$_2$(mg)	维生素C(mg)	钙(mg)	铁(mg)	锌(mg)	供能比(%) 蛋白质	脂肪	碳水化合物
	摄入油	色拉油14														
520	二米饭	大米85 小米35														
	豆包	富强粉40 红豆馅10														
	糖醋鱼块	龙利鱼55 绵白糖6 玉米淀粉5	507		37.3		146.9			43		9.8		15		60
	四色鸡丁	鸡腿肉30 青椒20 莲藕30 胡萝卜20		1000		27.9		290	0.37		259		4.65		25	
	什菌烧豆腐	香菇15 豆腐60 白蘑菇15 蘑菇15 青蒜5														
	虾皮青菜汤	虾皮3 小白菜40														
	摄入油	花生油18														
521	米饭	大米110														
	发糕	富强粉25 密云小枣5 玉米面15 绵白糖5														
	川香回锅肉	猪五花肉45 洋葱20 蒜苗25														

序号	食谱	原料（g）	食量（g）	能量（kcal）	蛋白质（g）	脂肪（g）	碳水化合物（g）	维生素A（μgRE）	维生素B₂（mg）	维生素C（mg）	钙（mg）	铁（mg）	锌（mg）	供能比 蛋白质（%）	供能比 脂肪（%）	供能比 碳水化合物（%）
	酱爆鸡丁	鸡胸肉50 黄瓜25 胡萝卜15 杏鲍菇15	622		38.1		143.8			68		10		15		59
	桂花菠菜	鸡蛋20 菠菜80		1000		28.9		660	0.48		152		5.51		26	
	三色山药片	山药75 红椒15 水发木耳15														
	番茄蛋花汤	番茄40 鸡蛋10 香菜2														
	摄入油	花生油10														
522	二米饭	大米80 小米30														
	果酱包	富强粉50 草莓酱10														
	鱼香鸡丝	鸡胸肉40 水发木耳15 胡萝卜15 莴笋20														
	四喜丸子	猪肉40 香菇5 冬笋5 胡萝卜5 莲藕5	600		34.6		150.2			64		11.8		14		61
	炝炒土豆片	土豆60 洋葱20 青椒20 胡萝卜20		1000		27.4		388	0.39		323		4.92		25	

续表

序号	食谱	原料(g)	食量(g)	能量(kcal)	蛋白质(g)	脂肪(g)	碳水化合物(g)	维生素A(μgRE)	维生素B₂(mg)	维生素C(mg)	钙(mg)	铁(mg)	锌(mg)	供能比(%) 蛋白质	脂肪	碳水化合物
523	素烧海带丝	海带75 红椒10 香菜5														59
	豆腐白菜汤	豆腐20 大白菜35														
	摄入油	色拉油15														
	米饭	大米110														
	奶香馒头	富强粉40 全脂牛奶粉3 绵白糖6														
	风味烧鸡块	鸡腿60														
	肉丝炒蒜苗	猪后臀尖15 蒜苗65 胡萝卜15	632		36.6		144.7			79		14.1		15		
	番茄炒鸡蛋	番茄110 鸡蛋20		1000		29.2		333	0.44		402		5.21		26	
	香干木耳炒白菜	小香干25 大白菜75 水发木耳15														
	银耳雪梨汤	干银耳3 梨30														
	摄入油	色拉油10														

序号	食谱	原料（g）	食量（g）	能量（kcal）	蛋白质（g）	脂肪（g）	碳水化合物（g）	维生素A（μgRE）	维生素B_2（mg）	维生素C（mg）	钙（mg）	铁（mg）	锌（mg）	供能比(%) 蛋白质	供能比(%) 脂肪	供能比(%) 碳水化合物
524	米饭	大米110														
	紫米发糕	紫米面30 标准粉20 绵白糖5 葡萄干5														59
	红烧带鱼	带鱼55								95						
	肉末雪里蕻炒豆腐	猪后臀尖20 豆腐65 腌雪里红25 红椒10	632		37.4		144.6					12.3		15		
	鲜蘑塔菜	白蘑菇20 塔菜100	1000			29.1		332	0.44		495		6.12		26	
	醋溜白菜	胡萝卜15 大白菜90 绵白糖3														
	虾皮冬瓜汤	冬瓜40 虾皮2 香菜2														
	摄入油	色拉油15														
525	米饭	大米110														
	蒸红薯	红薯100														
	酥炸虾	河虾仁60 富强粉5 玉米淀粉5														

续表

序号	食谱	原料(g)	食量(g)	能量(kcal)	蛋白质(g)	脂肪(g)	碳水化合物(g)	维生素A(μgRE)	维生素B$_2$(mg)	维生素C(mg)	钙(mg)	铁(mg)	锌(mg)	供能比(%) 蛋白质	脂肪	碳水化合物
	滑溜肉片	猪肉40 莴笋35 水发木耳10 玉米淀粉2	700		35.8		147.1			87		10.9		14		60
	番茄炒鸡蛋	鸡蛋20 番茄125 绵白糖5		1000		28.6		593	0.34		340		6.06		26	
	咖喱土豆	土豆85 胡萝卜15 洋葱15														
	菠菜豆腐汤	菠菜30 豆腐20														
	摄入油	花生油18														
526	大米饭	大米110														
	发糕	玉米面25 富强粉15 密云小枣5 葡萄干5 绵白糖5														
	红烧牛肉	牛腩肋60 土豆50	625		36.2		146									
	菠萝咕咾肉	猪肉40 菠萝40														
	椒油西葫芦	西葫芦70 水发木耳15 胡萝卜15		1000		28.4		860	0.42	79	128	9.8	7	14	26	60

续表

序号	食谱	原料(g)	食量(g)	能量(kcal)	蛋白质(g)	脂肪(g)	碳水化合物(g)	维生素A(μgRE)	维生素B₂(mg)	维生素C(mg)	钙(mg)	铁(mg)	锌(mg)	供能比(%) 蛋白质	脂肪	碳水化合物
	蒜茸双花	西蓝花60 花菜30														
	金针菇丝瓜汤	金针菇15 丝瓜50														
	摄入油	花生油15														
527	米饭	大米120														
	花卷	富强粉40														
	莲藕鸭块	鸭55 莲藕40														
	五彩肉丝	猪瘦肉40 洋葱15 胡萝卜15 青椒15		641	36.7		147			104		12.7		15		60
	栗米冬瓜	冬瓜80 玉米粒20 干香菇4 枸杞子3		1000		27.8		643	0.42		337		5.99		25	
	蒜蓉木耳菜	木耳菜125 大蒜4														
	虾皮萝卜丝汤	虾皮3 白萝卜50														
	摄入油	色拉油12														

序号	食谱	原料(g)	食量(g)	能量(kcal)	蛋白质(g)	脂肪(g)	碳水化合物(g)	维生素A(μgRE)	维生素B₂(mg)	维生素C(mg)	钙(mg)	铁(mg)	锌(mg)	供能比(%) 蛋白质	供能比(%) 脂肪	供能比(%) 碳水化合物
528	米饭	大米110														
	豆包	富强粉40														
		红豆馅15														
	红烧排骨	猪大排65														
		水发海带40														
	番茄炒鸡蛋	鸡蛋25	685		36.7		145.7			133		9.8		15		59
		番茄110		1000		28.6		699	0.53		316		7.77		26	
	白灼鲜蘑芥蓝	白蘑菇25														
		芥蓝85														
	尖椒土豆丝	青椒15														
		土豆85														
	白菜豆腐汤	大白菜45														
		豆腐15														
	摄入油	色拉油10														
529	二米饭	大米80														
		黑米35														
	麻酱花卷	标准粉40														
		芝麻酱6														
	香辣鸡翅根	鸡翅55														
		土豆30														
	滑肉杏鲍菇	猪肉20	572		36.9	29	145.9							15		59
		杏鲍菇70		1000				268	0.44	67	241	12.5	6.15		26	
		胡萝卜15														
	素鸡炒青笋	素鸡25														
		莴笋60														
		红椒10														

序号	食谱	原料(g)		食量(g)	能量(kcal)	蛋白质(g)	脂肪(g)	碳水化合物(g)	维生素A(μgRE)(g)	维生素B₂(mg)	维生素C(mg)	钙(mg)	铁(mg)	锌(mg)	供能比(%) 蛋白质	脂肪	碳水化合物
	木耳南瓜溜花菜	水发木耳10 花菜65	南瓜25														
	银耳百合汤	干银耳2 百合5 冰糖6	枸杞子3														
	摄入油	色拉油10															
530	米饭	大米110															
	果酱包	富强粉40 苹果酱15															
	海带烧前臀肉	带皮前臀尖65 水发海带45			693	34.2		150.9			86		12.6		14		61
	番茄炒鸡蛋	鸡蛋25 番茄120															
	白蘑菇炒油菜	白蘑菇25 油菜90			1000		28		499	0.56		333		5.6		25	
	炝炒三片	土豆65 洋葱20	胡萝卜15														
	小白菜豆腐汤	小白菜35 豆腐15															
	摄入油	花生油8															

小学生、初中生、高中生所需的午餐能量各不相同，参照午餐标准食谱采用能量系数，可以获得不同能量所需要的食谱中各种食物的用量，形成相应的午餐带量食谱。

下面列举几例家庭营养午餐食谱。

例1　主食：二米饭（大米、小米）

　　　副食：鱼香猪肝（猪肝、水发木耳、柿子椒、调味品）

　　　　　　素烩豌豆（豌豆、胡萝卜丁、土豆丁、调味品）

　　　小菜：芥末拌菠菜（菠菜、麻酱、芥末、调味品）

　　　　　　果珍藕片（鲜藕、橙味果珍）

　　　汤：番茄蛋花汤（番茄、鸡蛋、调味品）

例2　主食：黄玉米粉发糕（黄玉米粉、面粉、大豆粉、白糖）

　　　副食：干炸黄鱼（或干炸带鱼等）（黄鱼、调味品）

　　　　　　清炒油麦菜（或其他绿叶菜）（油麦菜、葱、姜、调味品）

　　　小菜：三色杏仁（胡萝卜丁、芹菜丁、杏仁、调味品）

　　　　　　拌尖椒（尖椒、黄瓜丁、调味品）

　　　汤：鹌鹑蛋豆苗汤（豆苗、鹌鹑蛋、调味品）

例3　主食：绿豆饭（大米、绿豆）

　　　副食：西式炖牛肉（牛腩、胡萝卜、洋葱、鲜蘑、马蹄、番茄酱、调味品）

　　　　　　奶汁花菜（花菜、牛奶、调味品）

　　　小菜：芝麻拌苋菜（苋菜、芝麻、调味品）

　　　　　　拌榨菜丝（榨菜丝）

　　　汤：枸杞百合银耳羹

例4　主食：麻酱花卷

　　　副食：荷叶粉蒸鸡（或牛肉、猪肉）（鸡块、米粉、调味品）

　　　　　　鲜蘑油菜（油菜、鲜蘑、调味品）

　　　小菜：香辣苦瓜圈（苦瓜、调味品）

　　　　　　椒盐核桃

汤：海米冬瓜汤（冬瓜、海米、调味品）

例5　主食：绿豆二米饭（大米、小米、绿豆）

　　　副食：油焖虾（鲜虾、青蒜、调味品）

　　　　　　宫保莲花白（圆白菜、干辣椒、调味品）

　　　小菜：拌三丝（豆腐丝、胡萝卜丝、柿子椒丝、调味品）

　　　　　　拌海蜇（海蜇、金针菇、调味品）

　　　汤：紫菜葱花甩果汤（紫菜、葱花、鹌鹑蛋、调味品）

例6　主食：多味锅贴（猪肉茴香馅、牛肉胡萝卜馅、鸡蛋韭菜馅）

　　　绿豆小米粥

　　　小菜：香辣海带丝（海带丝、调味品）

　　　　　　香油蒜泥拌猪脑（熟猪脑、蒜泥、香油）

　　　　　　琥珀桃仁（或其他风味的核桃）

　　　　　　桂花大头菜（或其他咸菜）

例7　主食：多味面条

　　　肉丁炸酱（黄酱、肥瘦肉丁）

　　　煨牛肉（牛腩、葱丝、香菜、调味品）

　　　素卤（柿子椒、虾皮、香菜）

　　　面码：小萝卜丝、黄瓜丝、绿豆芽、萝卜缨丝、煮黄豆、芹菜末、青蒜末、新蒜瓣

■ 晚餐宜适量

一般家庭晚餐安排在6:30—7:00，此时紧张学习了一天的学生已多感疲惫，晚餐后还要做作业、复习总结白天的课程，所以晚餐应是学生精力的加油站。

青少年处于生长发育阶段，生长激素的分泌主要在夜间，尤其是熟睡时以脉冲形式释放，释放量为白天的2倍。重视晚餐营养有利于学生的生长发育与智力开发。

晚餐食谱设计和各种原料的选择应结合早餐和午餐食谱综合考虑，力求

做到全天营养素全面、均衡的提供。

学生晚餐一般在家中吃，家长应该了解学生中午在校食谱，然后按营养膳食的原则，合理安排晚餐，做到与午餐原料、风味不重复。另外，由于学生营养餐多为规模生产，所以像饺子、馅饼、面条、鱼、牛奶等食品难以出现在配餐中，家长可考虑在家中做给学生吃。

学生晚餐应注意以下几点。

（1）晚餐宜适量　既不能太少也不应太饱，更不要暴饮暴食。晚餐中各种营养素的提供应占全日各种营养素参考摄入量的34%左右。晚餐1小时后可补充适量的时令鲜果。

（2）晚餐宜早　古语说"晚食常宜申酉前，向夜须防滞胸隔"，意思是晚餐安排不宜太晚，应该在日落西山前吃晚饭，以免消化不良。

另外，如果晚餐吃得晚，学生势必因肚子饿而吃零食。过多的零食会"挡饭"，即到吃晚餐的时间反倒没有食欲。

（3）晚餐宜清淡　尽管学生晚餐后还需要较长时间才休息，但多是坐着进行脑力活动。故晚餐的安排不宜吃油炸、油煎或不易消化的食物。饭菜要力求清淡、易于消化，有利于抗疲劳和养神益脑。

做到：晚餐吃得早、食量控制好、少用肥炸煎、清淡益康健。

下面提供晚餐带量食谱与营养分析30例（表序号201~230），各例以1000kcal为基准，按鸡、鸭、鱼、水产动物、猪、牛、羊、鸡蛋顺序排列。

序号	食谱	原料（g）	食量（g）	能量（kcal）	蛋白质（g）	脂肪（g）	碳水化合物（g）	维生素A（μgRE）	维生素B₁（mg）	维生素B₂（mg）	维生素C（mg）	钙（mg）	铁（mg）	锌（mg）	供能比 蛋白质（%）	供能比 脂肪（%）	供能比 碳水化合物（%）
201	什锦卷饼	富强粉175 胡萝卜30 青椒25 鸡腿肉65 绿豆芽30 花生油12	595		34.9		153.7		0.43		68		10.9		14		61
	波菜豆腐汤	豆腐35 香油3 波菜50 金针菇20		1000		27.3		625		0.37		227		3.84		25	
	水果	芦柑150															
202	馒头	富强粉145															
	蒸红薯	红薯115															
	三色鸡丁	鸡胸肉50 豆腐干20 莴笋20 胡萝卜15															
	肉末烧海带	猪后臀尖15 水发海带80	595		37.6		143.4		0.57		66		14.1		15		59
	鲜蘑鸡毛菜	鲜蘑30 鸡毛菜85		1000		28.8		743		0.41		345		4.99		26	
	银耳南瓜汤	干银耳2 南瓜30															
	水果	西瓜125															
	摄入油	色拉油16															

续表

序号	食谱	原料(g)	食量(g)	能量(kcal)	蛋白质(g)	脂肪(g)	碳水化合物(g)	维生素A(μgRE)	维生素B₁(mg)	维生素B₂(mg)	维生素C(mg)	钙(mg)	铁(mg)	锌(mg)	供能比(%) 蛋白质	脂肪	碳水化合物
203	米饭	大米140															
	蒸芋头	芋头100															
	鸡脯烩豌豆	鸡胸肉60 豌豆50 胡萝卜10 玉米粒10	665		36.6		148		0.58		37		10.2		15		60
	洋葱炒豆腐	豆腐70 洋葱30 红椒10		1000		27.4		208		0.4		236		5.58		25	
	木耳烧青笋	莴笋100 水发木耳20															
	蟹味菇青笋叶汤	蟹味菇15 莴笋叶30 香油2															
	摄入油	色拉油18															
204	五谷饭	大米70 玉米糁20 小米20 薏仁米20 大麦米20															
	红烧鸡翅根	鸡翅65 莲藕25															
	肉丝蒜苗	猪肉30 蒜苗80 胡萝卜15	685		35.8		144.6	376	0.62	0.49	173	240	11.3	6.55	14	26	60
	醋溜白菜	大白菜125		1000		28.4											

序号	食谱	原料(g)	食量(g)	能量(kcal)	蛋白质(g)	脂肪(g)	碳水化合物(g)	维生素A(μgRE)	维生素B_1(mg)	维生素B_2(mg)	维生素C(mg)	钙(mg)	铁(mg)	锌(mg)	供能比(%) 蛋白质	脂肪	碳水化合物
	蟹味菇青笋叶汤	蟹味菇15 笕菜40															
	水果	苹果50 香梨50 鲜枣30															
	摄入油	色拉油10															
205	青椒鸡丝面	富强粉175 青椒55 小香干25 鸡胸肉50 杏鲍菇25 花生油10	611		35.7		150.9		0.43		58		13.1		14		61
	菜码	黄瓜150 大蒜5 玉米淀粉6 花生油10		1000		27.3		69		0.33		378		3.65		25	
	酥炸茄条	茄子100 花生油10															
206	麻酱花卷	标准粉140 芝麻酱10 红糖15															
	红烧鸭翅	鸭翅65															
	三色藕片	藕70 青椒10 胡萝卜10															
	椒油拌紫甘蓝	紫甘蓝75 生菜15 香菜5	669		36		148.3		0.56		93		15.4		14		61

序号	食谱	原料（g）	食量（g）	能量（kcal）	蛋白质（g）	脂肪（g）	碳水化合物（g）	维生素A（μgRE）	维生素B₁（mg）	维生素B₂（mg）	维生素C（mg）	钙（mg）	铁（mg）	锌（mg）	供能比（%） 蛋白质	脂肪	碳水化合物
	盐水花生	鲜花生25		1000		27.4		446		0.4		335		4.53		25	
	金针菇菜苗汤	金针菇15 小白菜40 香油1															
	水果	哈蜜瓜85 西瓜80															
	摄入油	色拉油8															
207	紫米发糕	紫米面100 标准粉60 密云小枣6 葡萄干8															
	孜然鸭脯	鸭胸肉60 洋葱35 红椒10 香菜10															
	肉片烧扁豆	猪后臀尖20 豆角100	681		34.7		148.1		0.71		90		13.2				61
	清炒木耳菜	木耳菜100		1000		27.3		685		0.43		271		7.07	14	25	
	枸杞银耳汤	干银耳3 枸杞子3															
	水果	哈蜜瓜150															
	摄入油	色拉油16															

序号	食谱	原料 (g)	食量 (g)	能量 (kcal)	蛋白质 (g)	脂肪 (g)	碳水化合物 (g)	维生素A (μgRE)	维生素B₁ (mg)	维生素B₂ (mg)	维生素C (mg)	钙 (mg)	铁 (mg)	锌 (mg)	供能比(%) 蛋白质	供能比(%) 脂肪	供能比(%) 碳水化合物
208	玉米面馒头	富强粉80 玉米面40															
	红薯	红薯100															
	红烧带鱼	带鱼70	630	1000	36.5	28.5	147	377	0.64	0.35	68	317	12.2	5.09	15	26	59
	锦绣鲜豌豆	豌豆粒50 白蘑菇15 胡萝卜15 青椒10 红椒8 小香干20															
	番茄蛋花汤	番茄50 鸡蛋15 香菜3 香油1															
	水果	苹果120															
	摄入油	色拉油18															
209	米饭	大米150															
	清蒸鲈鱼	鲈鱼55	797	1000	36.3	26.9	151.7	929	0.39	0.55	74	589	12.8	6.87	15	24	61
	肉片木耳炒白菜	猪肉20 大白菜100 水发木耳20															
	豆腐皮拌胡萝卜丝	胡萝卜70 小香干15 香油2															

一日三餐 合理安排

续表

序号	食谱	原料(g)		食量(g)	能量(kcal)	蛋白质(g)	脂肪(g)	碳水化合物(g)	维生素A(μgRE)	维生素B₁(mg)	维生素B₂(mg)	维生素C(mg)	钙(mg)	铁(mg)	锌(mg)	供能比(%)		
																蛋白质	脂肪	碳水化合物
	虾皮小白菜汤	小白菜50	虾皮3															60
	酸奶	酸奶150																
	水果	哈密瓜150																
	摄入油	色拉油12																
210	绿豆米饭	大米125	绿豆20															
	蒸红薯	红薯100																
	武昌鱼烧豆腐	武昌鱼50	豆腐50	679		36.4		148		0.38		83		9.4		15		
	毛豆仁烧茄子	毛豆仁25	茄子100 番茄20 白糖4		1000		27.3		336		0.43		350		5.04		25	
	白蘑菇炒油菜	白蘑菇20	油菜85															
	番茄蛋花汤	番茄50	鸡蛋10 香菜2															
	摄入油	色拉油18																

序号	食谱	原料（g）	食量（g）	能量（kcal）	蛋白质（g）	脂肪（g）	碳水化合物（g）	维生素A（μgRE）	维生素B₁（mg）	维生素B₂（mg）	维生素C（mg）	钙（mg）	铁（mg）	锌（mg）	供能比（%）蛋白质	供能比（%）脂肪	供能比（%）碳水化合物
211	玉米发糕	玉米面100 富强粉50 玉米粒20	594	1000	35.8	27.6	146.4	370	0.62	0.36	60	329	10.5	4.32	14	25	61
	干烧鲷鱼	鲷鱼60 香菇10 冬笋10															
	肉片素鸡炒芹菜	猪后臀尖20 豆腐干20 芹菜茎60															
	椒油圆白菜	圆白菜75 胡萝卜15															
	小米南瓜粥	小米20 南瓜20															
	水果	菠萝100															
	摄入油	色拉油14															
212	花卷	富强粉150	718	1000	35.5	28.9	143.7	274	0.48	0.42	76	483	13.4	7.05	14	26	60
	蒸芋头	芋头100															
	酱汁龙利鱼	龙利鱼50															
	素烧塔菜	塔菜125 鲜磨20															
	小葱拌豆腐	南豆腐75 小葱15 香油3															
	酸辣牡蛎冬瓜汤	冬瓜50 牡蛎10 香菜2															

序号	食谱	原料（g）	食量（g）	能量（kcal）	蛋白质（g）	脂肪（g）	碳水化合物（g）	维生素A（μgRE）	维生素B₁（mg）	维生素B₂（mg）	维生素C（mg）	钙（mg）	铁（mg）	锌（mg）	供能比 蛋白质（%）	供能比 脂肪（%）	供能比 碳水化合物（%）
	水果	库尔勒梨100															
	摄入油	色拉油18															
213	玉米面贴饼子	玉米面100 富强粉50 鸡蛋50 绵白糖10															
	白灼虾	河虾50															
	肉片炒蒜苗	猪后臀尖15 蒜苗100 红椒10	708	1000	36.2	28.1	143.9	393	0.69	0.6	91	354	12.4	5.5	14	25	61
	木耳白菜	木耳10 大白菜80 胡萝卜15															
	白玉菇鸡毛菜汤	白玉菇15 鸡毛菜40 香油1															
	水果	梨150															
	摄入油	色拉油12															
214	薏仁米米饭	大米1100 薏仁米50															
	清炖丸子	猪肉40 荸荠10															
	温拌海螺肉	螺肉25 盖菜50 白磨菇20	580	1000	37.9	29.1	144.6	265	0.5	0.5	63	363	15.9	6.06	15	26	59
	鸭血豆腐	豆腐65 鸭血20 青蒜10 红椒5															

一日三餐　合理安排　非

序号	食谱	原料（g）	食量（g）	能量（kcal）	蛋白质（g）	脂肪（g）	碳水化合物（g）	维生素A（μgRE）	维生素B₁（mg）	维生素B₂（mg）	维生素C（mg）	钙（mg）	铁（mg）	锌（mg）	蛋白质供能比（%）	脂肪供能比（%）	碳水化合物供能比（%）
	番茄蛋花汤	鸡蛋10　番茄60　香油1															
	水果	香蕉100															
	摄入油	色拉油14															
215	米饭	大米150															
	蒸芋头	芋头100															
	清炖狮子头	猪肉55　莲藕20　玉米淀粉3	583	1000	37.7	28.2	149.1	854	0.63	0.72	75	510	22	7.25	15	25	60
	素什锦	鲜藕40　水发木耳25　小香干40　青椒50　红椒15															
	猪肝瓜片汤	猪肝15　黄瓜50															
	摄入油	花生油15															
216	西式卷饼	富强粉175　培根50　胡萝卜20　生菜20　青椒25　花生油12	556	1000	35.3	26.9	153.7	309	0.85	0.49	37	265	7.6	5.11	14	24	62
	蘑菇番茄汤	番茄60　洋葱15　白蘑菇15　黄油4															
	酸奶	酸奶160															

序号	食谱	原料(g)	食量(g)	能量(kcal)	蛋白质(g)	脂肪(g)	碳水化合物(g)	维生素A(μgRE)	维生素B$_1$(mg)	维生素B$_2$(mg)	维生素C(mg)	钙(mg)	铁(mg)	锌(mg)	供能比蛋白质(%)	供能比脂肪(%)	供能比碳水化合物(%)
217	茴香猪肉包子	富强粉170 猪肉65 茴香125 香油12	494		34.8		155.9		0.67		39		12.4		14		62
	养生木耳	水发木耳65 胡萝卜20 香菜3 橄榄油3		1000		36.6		671		0.33		284		4.71		24	
	百合红枣银耳汤	鲜百合10 干银耳3 密云小枣8 冰糖10															
218	金银卷	富强粉100 玉米面60	705		35.5		147.9		0.74		73		8.9		14		61
	肉片烧扁豆	猪肉65 豆角100															
	炝炒圆白菜	圆白菜100 胡萝卜10 香菇10															
	酸奶	酸奶150				27.9		332		0.52		305		5.19		25	
	水果	哈密瓜100															
	摄入油	花生油10		1000													
219	发糕	玉米面100 富强粉50 密云小枣5 葵花籽仁5 葡萄干5 绵白糖8															
	盐水鸭肝	鸭肝20															

序号	食谱	原料(g)	食量(g)	能量(kcal)	蛋白质(g)	脂肪(g)	碳水化合物(g)	维生素A(μgRE)	维生素B₁(mg)	维生素B₂(mg)	维生素C(mg)	钙(mg)	铁(mg)	锌(mg)	供能比(%)蛋白质	供能比(%)脂肪	供能比(%)碳水化合物
	豆腐丸子	猪瘦肉30 豆腐55 莲藕10	632		36.7		146				68		17.4		15		60
	虾皮炒菠菜	菠菜145 虾皮5		1000		27.7		1004	0.8	0.62		317		6.02		25	
	番茄蛋花汤	番茄50 鸡蛋10															
	水果	火龙果120															
	摄入油	色拉油14															
220	紫米馒头	黑米100 标准粉60 蜜枣5 葡萄干5															
	海带炖肉	猪五花肉55 水发海带70															
	清肉花菜	鸡胸肉30 花菜60 胡萝卜15 玉米淀粉2	618		36.1		144.3		0.8		134		10.5		14		60
	鲜蘑盖菜	白蘑菇25 盖菜100 冬瓜50 香菜2		1000		28.7		450		0.62		300		7.68		26	
	海米冬瓜汤	海米3															
	红果酪	山楂20 绵白糖10															
	摄入油	色拉油6															

续表

序号	食谱	原料(g)	食量(g)	能量(kcal)	蛋白质(g)	脂肪(g)	碳水化合物(g)	维生素A(μgRE)	维生素B₁(mg)	维生素B₂(mg)	维生素C(mg)	钙(mg)	铁(mg)	锌(mg)	供能比(%) 蛋白质	脂肪	碳水化合物
221	芸豆米饭	大米140 红芸豆20															
	五彩肉丝	猪瘦肉50 青椒20 冬笋15 红椒15 干香菇3															
	虾仁烩豆腐	河虾仁15 南豆腐60 白蘑菇20 胡萝卜15	640		36.5		149		0.62		94		11.5		15		61
	煸炒菜心	油菜心100		1000		27.1		209		0.4		292		5.94		24	
	枸杞百合银耳汤	百合10 冰糖10 干银耳2 枸杞子2															
	水果	草莓125															
	摄入油	色拉油18															
222	发面饼	富强粉135															
	煮玉米	鲜玉米100															
	滑溜肉片	猪瘦肉45 莴笋55 水发木耳15	795		37		147		0.82		102		16.9		15		61
	菠菜烧豆腐	菠菜90 豆腐30															

序号	食谱	原料(g)	食量(g)	能量(kcal)	蛋白质(g)	脂肪(g)	碳水化合物(g)	维生素A(μgRE)	维生素B$_1$(mg)	维生素B$_2$(mg)	维生素C(mg)	钙(mg)	铁(mg)	锌(mg)	供能比(%) 蛋白质	供能比(%) 脂肪	供能比(%) 碳水化合物
	芝麻酱拌蒿子秆	芝麻酱5 蒿子秆100 小葱10		1000		27.2		758		0.56		326		6.01		24	
	蘑菇瓜片汤	绵白糖3 鲜蘑15 黄瓜50 香油1															
	水果	葡萄120															
	摄入油	色拉油16															
223	牛肉面	富强粉160 牛肉65 油菜40 花生油10	590		36.5		150.1		0.47		138		10.3		15		59
	白干拌芥蓝	白豆腐干20 胡萝卜20 芥蓝75 香油5															
	水果拼盘	中华猕猴桃60 圣女果55 紫葡萄60		1000		28.4		687		0.35		288		6.04		26	
	坚果	熟栗子20															
224	麻酱花卷	标准粉160 芝麻酱12	680		34.6		146.8		0.66		84		17.7		14		60
	豉椒牛柳	牛瘦肉40 洋葱20 胡萝卜15 青椒20															
	荷塘小炒	藕40 水发木耳15 荷兰豆25 红椒10															

续表

序号	食谱	原料(g)	食量(g)	能量(kcal)	蛋白质(g)	脂肪(g)	碳水化合物(g)	维生素A(μgRE)	维生素B_1(mg)	维生素B_2(mg)	维生素C(mg)	钙(mg)	铁(mg)	锌(mg)	供能比(%)蛋白质	供能比(%)脂肪	供能比(%)碳水化合物
	虾皮油麦菜	油麦菜120 虾皮5		1000		28.7		321		0.43		397		5.92		26	
	南瓜酪	南瓜60															
	水果	巨峰葡萄120															
	摄入油	色拉油18															
225	牛肉芹菜水饺	富强粉160 牛肉55 芹菜120 白蘑菇20 花椒油6 香油10	621		34.4		154		0.4		95		8.5		14		62
	酸奶	酸奶200		1000		26.7		467		0.63		401		5.47		24	
	水果	冬枣30 山楂20															
226	发糕	玉米面50 小米面50 密云小枣10 富强粉40	806		35.1		150.2		0.64		87		11.3		14		62
	羊肉余白菜	羊后腿50 大白菜75 香油3															
	栗米冬瓜	玉米粒30 冬瓜80 枸杞子3															
	素鸡拌芹菜	素鸡15 芹菜茎75 胡萝卜15		1000		26.8		529		0.68		479		5.55		24	
	酸奶	酸奶200															
	水果	橙子100															
	摄入油	色拉油10															

序号	食谱	原料(g)	食量(g)	能量(kcal)	蛋白质(g)	脂肪(g)	碳水化合物(g)	维生素A(μgRE)	维生素B₁(mg)	维生素B₂(mg)	维生素C(mg)	钙(mg)	铁(mg)	锌(mg)	供能比(%) 蛋白质	脂肪	碳水化合物
227	米饭	大米145															
	清炖羊排	羊前腿60 山药25 胡萝卜15															
	肉片炒花菜	猪后臀尖20 花菜100 彩椒10	862		36.9		148		0.46		158		10.7		15		60
	蒜蓉空心菜	空心菜110 干香菇3 彩椒10		1000		27.6		539		0.79		425		6.51		25	
	羊排汤余冬瓜	冬瓜50 香菜2															
	酸奶	酸奶200															
	水果	圣女果100															
	摄入油	色拉油12															
228	花卷	富强粉160 花生油5															
	小白菜汆羊肉丸子	羊前腿60 小白菜60															
	香干炒韭菜	小香干20 韭菜100	615		37.3		150.5		0.4		83		14.4		15		61
	椒油圆白菜	圆白菜80 胡萝卜15		1000		26.5		532		0.44		401		4.64		24	
	水果	香蕉100															
	摄入油	色拉油15															

续表

序号	食谱	原料(g)	食量(g)	能量(kcal)	蛋白质(g)	脂肪(g)	碳水化合物(g)	维生素A(μgRE)	维生素B₁(mg)	维生素B₂(mg)	维生素C(mg)	钙(mg)	铁(mg)	锌(mg)	供能比(%) 蛋白质	脂肪	碳水化合物
229	米饭	大米125															
	蒸土豆	土豆100															
	肉丝鲜豇豆	猪后臀尖20 豇豆100	832		34.1		149.2		0.56		122		14.7		14		61
	番茄炒鸡蛋	鸡蛋60 番茄100 绵白糖3		1000		27.8		747		0.58		336		5.92		25	
	蒜蓉苋菜	绿苋菜100 水发木耳15															
	绿豆汤	绿豆20															
	水果	西瓜175															
	摄入油	色拉油14															
230	番茄鸡蛋杂粮面	富强粉75 荞麦面75 鸡蛋50 番茄120 花生油8	850		34.7		149.6		0.59		68		13.5		14		59
	菜码	黄瓜100															
	杏仁拌菠菜	菠菜85 杏仁10 香油2		1000		28.1		716		0.79		448		5.59		25	
	椒油圆白菜	圆白菜80 胡萝卜15															
	酸奶	酸奶200															
	水果	巨峰葡萄125															

下面列举几例家庭晚餐食谱，仅供参考。

例1　主食：金银卷（面粉、黄玉米粉、麻酱、盐）

　　　副食：清蒸鲜鱼（姜米醋汁）（各种鲜鱼、调味品）

　　　　　　草菇扒时蔬（绿叶菜、草菇、调味品）

　　　小菜：拌腐竹（水发腐竹、煮花生米、莴笋、胡萝卜、调味品）

　　　汤：绿豆汤

例2　主食：米饭

　　　副食：清炖排骨藕（排骨、腔骨均可，鲜藕，调味品）

　　　　　　豆豉辣椒炒豆腐（卤水豆腐、豆豉、干辣椒、调味品）

　　　小菜：拌海蜇（海蜇、金针菇、黄瓜丝、调味品）

　　　汤：盖菜汤（盖菜、虾皮、调味品）

例3　主食：发面饼

　　　副食：三杯鸡翅中［鸡翅中（鸡翅、鸡翅根、鸡块均可）、香菇］

　　　　　　鱼香茄子［茄子、鲜毛豆（或豌豆）、调味品］

　　　小菜：蒜泥马齿苋［马齿苋（或鱼腥草）、蒜泥、调味品］

　　　汤：肉片丝瓜汤［丝瓜片、猪肉片、调味品］

例4　主食：二米饭（大米、玉米楂）

　　　副食：西芹牛柳（牛瘦肉、芹菜茎、调味品）

　　　　　　尖椒土豆丝（土豆、尖椒、调味品）

　　　小菜：皮蛋拌豆腐（南豆腐、松花蛋、榨菜、调味品）

　　　汤：海米芹菜叶汤［芹菜嫩叶、海米（或其他海味）］

例5　多种水饺（猪肉茴香馅、羊肉西葫馅、虾仁韭菜馅）

例6　主食：发糕（小米面、白面、大豆粉、白糖、红枣）

　　　副食：葱爆两样（猪腰、猪肉、洋葱、调味品）

　　　　　　番茄炒蛋（番茄、鸡蛋、调味品）

　　　　　　清炒西蓝花（西蓝花、调味品）

　　　　　　莲子百合银耳羹（银耳、莲子、百合）

例7　主食：红豆饭（大米、赤小豆）

　　　副食：百合虾仁（虾仁、鲜百合、胡萝卜、柿子椒、调味品）

　　　　　　蒜蓉茼蒿（茼蒿、大蒜、调味品）

　　　小菜：麻酱拌豇豆（豇豆、麻酱、调味品）

　　　汤：豌豆汤（豌豆、水发木耳、鹌鹑蛋、调味品）

■ **加餐要少，零食要巧**

1.学生的学习负担很重，脑力消耗很大，要想提高学习效率，科学用脑十分关键。要合理安排作息，做到劳逸结合，使头脑有张有弛。充足的睡眠是大脑得到休息的最好方式，也只有睡眠充足才能解除疲劳、恢复精力，可谓养精蓄锐，以利再战。所以一般情况下，学生不宜熬夜，最好在23点之前睡觉。

如必须熬夜时需要吃点夜宵，以补充消耗和保证睡眠质量。夜宵一般宜安排在21：30—22：00时，食物数量不要过多，能量应控制在全天能量的5%以内，以稀软易消化为好。

除主食外，还应有少量蛋白质，不应喝咖啡、茶或冰冷饮料。可选用的夜宵食品如下。

（1）饼干、蛋糕、面包、少油糕点、蜂糕、豆沙包、发面饼、馒头、花卷、枣饼、包子等。

（2）牛奶、豆奶、酸奶、卧鸡蛋、鸡蛋羹、面片汤、各种粥、馄饨、鹌鹑蛋银耳羹、百合莲子红枣汤、藕粉、杏仁茶、黑芝麻糊、核桃糊、花生乳等。

（3）肉松、五香鹌鹑蛋、咸鸭蛋、咸菜、小菜等。

2.许多学生喜欢吃零食，商店里零食多以诱人的香味、时尚的包装吸引着学生的眼球，成了学生的最爱。其实，吃零食也有学问，若盲目嗜食，有害身体。

（1）适时适量　吃零食也要讲究定时定量，忌随时随意。零食吃得太多会"挡饭"，即吃正餐时没有食欲，食量减少。长此以往各种营养素的摄取既不充足也不均衡，导致营养不良。吃零食的时间最好安排在下午4点左右，而且要控制用量。

（2）巧吃　零食应该即好吃，满足口欲，又可补充膳食中易损失、易缺乏的营养素。可选品种如奶及制品、豆制品、时令水果、坚果、巧克力等。

不宜选择含糖、含盐、含油量多，含色素、含超量防腐剂、含反式脂肪酸的零食。

（3）注意安全、卫生　应到正规的商店购买正规生产厂家生产的零食。关注保质期、商标和包装。讲究时令和新鲜。杜绝腐烂变质食品、污染食品、"三无"食品。

■ 主食套餐

主食套餐是以粮食类为主原料命名，由主、副食组合成的食品。如盖浇饭、花式焖饭、什锦炒饭，各种面条、包子、水饺、馅饼等。许多地方名小吃，如上海水煎包、阳春面、河南羊肉烩面、陕西油泼面、四川担担面、新疆拉条子、扬州炒饭等也属于主食套餐。

由于各种主食套餐原料的组成和用量基本固定，其营养成分和营养价值也随之确定。为了使膳食营养能达到全面适量与均衡，结合各种主食套餐的营养分析结果，再搭配一些可以补充其营养不足的菜品、汤粥等进行配套，便可优化营养素的组成和比例关系，提高营养价值。

例如，肉片打卤面是北方地区的主食套餐，卤中原料很丰富，有肉、鸡蛋、豆制品、木耳、忘忧草（黄花菜）和两种蘑菇，含有丰富的优质蛋白质、维生素B族，但维生素C、胡萝卜素和矿物质不足。故搭配了青蒜、黄瓜做菜码，再配上不同营养特点、不同色泽和风味的水果拼盘，不仅丰富了套餐的品种，还添加了维生素、矿物质、膳食纤维及抗氧化物质，营养得以改善。

下面例举30例主食套餐食谱和营养分析（表序号301~330），各例以1000kcal为基准，按面条、包子、水饺、饼类、米饭类顺序排列。

配餐与营养计算

序号	食谱	原料(g)	食量(g)	能量(kcal)	蛋白质(g)	脂肪(g)	碳水化合物(g)	维生素A(μgRE)	维生素B₁(mg)	维生素B₂(mg)	维生素C(mg)	钙(mg)	铁(mg)	锌(mg)	供能比(%) 蛋白质	脂肪	碳水化合物
301	牛肉面	富强粉170 牛肉70 油菜30 香菜5															
	磨菇烧木耳菜	鲜蘑35 木耳菜125	543		34.7		152.8		0.44		64		10.8		14		62
	水果	香蕉100		1000		26.4		474		0.43		305		4.84		24	
	摄入油	色拉油8															
302	番茄鸡蛋面	富强粉170 番茄200 鸡蛋60 香菜5 花生油12	680		35.2		151.8		0.53		76		11.9		14		62
	香干拌菠菜	香干30 菠菜100		1000		26.9		827		0.47		271		4.33		24	
	水果	苹果100															
303	鸡丝时蔬面	富强粉170 鸡胸肉60 杏鲍菇40 水发木耳25 冬笋20 榨菜15 辣椒5 红椒5 黄花菜5 花生油16	549		37		151.2		0.46		44		9.7		15		61
	香干拌芹菜	香干20 芹菜茎45 胡萝卜20 橄榄油3		1000		26.9		492		0.38		246		3.39		24	

序号	食谱	原料（g）	食量（g）	能量（kcal）	蛋白质（g）	脂肪（g）	碳水化合物（g）	维生素A（µgRE）	维生素B₁（mg）	维生素B₂（mg）	维生素C（mg）	钙（mg）	铁（mg）	锌（mg）	供能比 蛋白质（%）	供能比 脂肪（%）	供能比 碳水化合物（%）
	水果	柑橘100															
331	荞麦牛肉面	荞麦面75 标准粉75 牛腩60 油菜50 香菜10	537		36.1		146.5		0.6		82		13.3		14		60
	三色杏仁	芥蓝60 胡萝卜20 杏仁10 香油2		1000		28.7		565		0.43		259		4.53		26	
	水果	苹果100 香蕉50															
305	青椒肉丝面	富强粉165 猪肉65 青椒60 胡萝卜15 花生油14	617		35.2		148.1		0.67		58		8.2		14		60
	菜码	杏鲍菇20 黄瓜120 大蒜8		1000		29.2		217		0.48		275		4.64		26	
	酸奶	酸奶150															
306	肉丁茄子卤面	富强粉175 猪肉650 茄子100 香菇30 鸡蛋20 花生油15	641		35.5		148		0.66		85		8.5		14		61
	菜码	黄瓜125 大蒜6		1000		28		125		0.35		127		4.54		25	
	水果	黄河蜜瓜70 草莓20 枣20															

续表

序号	食谱	原料(g)	食量(g)	能量(kcal)	蛋白质(g)	脂肪(g)	碳水化合物(g)	维生素A(μgRE)	维生素B₁(mg)	维生素B₂(mg)	维生素C(mg)	钙(mg)	铁(mg)	锌(mg)	供能比蛋白质(%)	供能比脂肪(%)	供能比碳水化合物(%)
307	肉片双菇打卤面	富强粉175 猪肉55 鲜蘑40 冬笋25 干香菇8 青椒10 红椒10 玉米淀粉2 花生油12	554	1000	37.4	28.7	144.5	539	0.65	0.54	117	325	12.9	5.59	14	26	60
	香干拌芥蓝	小香干15 芥蓝75 香油2															
	水果	圣女果125															
308	肉片打卤面	富强粉170 猪肉55 鸡蛋30 水发木耳15 干香菇4 干榛蘑4 黄花菜5 玉米淀粉2 花生油10	505	1000	37.3	27.1	148.1	143	0.63	0.41	40	137	11.2	4.81	15	24	61
	菜码	黄瓜100 青蒜15															
	水果	中华猕猴桃40 巨峰葡萄20 梨30															
309	羊肉白菜汤面	富强粉160 羊肉60 大白菜100 白蘑菇30 花生油14	684	1000	36.4	25.7	153	283	0.52	0.64	63	388	8.1	6.5	15	23	62
	酸奶	酸奶200															

序号	食谱	原料(g)	食量(g)	能量(kcal)	蛋白质(g)	脂肪(g)	碳水化合物(g)	维生素A(μgRE)	维生素B₁(mg)	维生素B₂(mg)	维生素C(mg)	钙(mg)	铁(mg)	锌(mg)	供能比(%)蛋白质	供能比(%)脂肪	供能比(%)碳水化合物
	水果	库尔勒香梨50 小叶桔50 冬枣10 山楂10															
310	炸酱面	富强粉160 猪肉50 黄酱20 甜面酱10 大葱10 姜5 花生油12															
	菜码	黄瓜55 波菜50 绿豆芽30 胡萝卜20 青蒜15 黄豆6	568		36.2		149.7		0.62		89		10.7		14		61
	酸奶	酸奶100		1000		27.4		464		0.52		265		4.9		25	
	水果	鲜枣25															
311	白菜猪肉包子	富强粉160 猪肉60 大白菜175 香油10	543		37		148.1		0.74		101		14.2		15		61
	粥	大麦米25 红芸豆10		1000		26.8		408		0.42		356		5.52		24	
	焯拌苋菜	绿苋菜100 花椒油3															
312	茴香猪肉包子	富强粉160 猪肉70 茴香140 香油10															

序号	食谱	原料(g)	食量(g)	能量(kcal)	蛋白质(g)	脂肪(g)	碳水化合物(g)	维生素A(μgRE)	维生素B₁(mg)	维生素B₂(mg)	维生素C(mg)	钙(mg)	铁(mg)	锌(mg)	供能比(%) 蛋白质	脂肪	碳水化合物
	养生木耳	水发木耳70 胡萝卜10 花椒油2	617		36.2		146.8		0.7		74		12.5		14		61
	水果	圣女果100		1000		28.3		762		0.4		313		4.8		25	
	南瓜玉米糁粥	南瓜35 玉米糁20															
313	胡萝卜猪肉包子	富强粉160 猪肉65 香菜15 胡萝卜150 香油10	603		35.3		149.5		0.72		77		9.9		14		61
	酸辣汤	猪血20 豆腐5 鸡蛋15 水发木耳10 香菜1 香油2		1000		27.9		1158		0.35		185		3.94		25	
	水果	橙子150															
314	荠菜猪肉包子	富强粉160 猪肉60 荠菜150	537		37.6		149.6		0.72		74		15.8		15		61
	凉拌金针菇	金针菇25 黄瓜95 花椒油2		1000		26.4		683		0.51		524		5.09		24	
	粥	紫米20 赤小豆15															
315	萝卜牛肉包子	富强粉160 牛腩肋65 白萝卜170 花生油15	528		36.5		152.6		0.45		50		12.2		15		62

序号	食谱	原料（g）	食量（g）	能量（kcal）	蛋白质（g）	脂肪（g）	碳水化合物（g）	维生素A（µgRE）	维生素B₁（mg）	维生素B₂（mg）	维生素C（mg）	钙（mg）	铁（mg）	锌（mg）	蛋白质	脂肪	碳水化合物
															供能比（%）		
	香干拌胡萝卜丝	胡萝卜45 小香干15 干香菇5 香油3															
	紫米粥	黑米20 紫薯30		1000		25.7		358		0.35		298		6.47		23	
316	韭菜鸡蛋包子	富强粉160 韭菜130 鸡蛋70 花生油12															
	香椿拌豆腐	内酯豆腐100 香椿20 香油3	605		36.7		151.6		0.53		68		10.4		15		61
	水果	圣女果70		1000		26.3		557		0.5			186		4.51		24	
	玉米面红薯粥	玉米面20 红薯20															
317	北方素馅包子	富强粉160 菠菜100 小香干25 胡萝卜20 水发木耳20 水发粉丝10 香菜15 焦圈10 大葱15 姜6 香油8	684		37.3		145.4										
	肉肠	方腿40		1000		27.8		1160	0.62	0.65	126	519	18.7	6.14	15	25	60
	杏仁拌芥蓝	芥蓝80 杏仁10 橄榄油3															

序号	食谱	原料(g)	食量(g)	能量(kcal)	蛋白质(g)	脂肪(g)	碳水化合物(g)	维生素A(μgRE)	维生素B$_1$(mg)	维生素B$_2$(mg)	维生素C(mg)	钙(mg)	铁(mg)	锌(mg)	供能比蛋白质(%)	供能比脂肪(%)	供能比碳水化合物(%)
	水果	黄河蜜瓜120															
	金针菇丝瓜汤	金针菇15 丝瓜25 香油2															
318	南方素馅包子	富强粉160 油菜150 干香菇10 大葱10 姜6 绵白糖6 香油15	652	1000	37.3	29.1	143.1	760	0.51	0.74	93	277	12.3	5.76	15	26	59
	酱牛肉	酱牛肉15															
	皮蛋葱花拌豆腐	卤蛋豆腐100 松花蛋20 小葱15 香油3															
	水果	圣女果100															
	肝片黄瓜汤	猪肝10 黄瓜30 香油2															
319	鲅鱼韭菜水饺	富强粉170 猪肥肉4 鲅鱼65 韭菜130 香油12	496	1000	37.8	28.1	146.8	322	0.47	0.29	35	144	8.5	3.82	15	25	60
	坚果	开心果15															
	水果	苹果100															

序号	食谱	原料(g)	食量(g)	能量(kcal)	蛋白质(g)	脂肪(g)	碳水化合物(g)	维生素A(μgRE)	维生素B₁(mg)	维生素B₂(mg)	维生素C(mg)	钙(mg)	铁(mg)	锌(mg)	供能比蛋白质(%)	供能比脂肪(%)	供能比碳水化合物(%)
320	猪肉扁豆水饺	富强粉170 猪肉65 豆角155 香油12	602		36.2		150.2		0.7		60		9.3		15		61
	酸奶	酸奶100		1000		27.1		244		0.45		234		4.57		24	
	水果	木瓜100															
321	牛肉芹菜水饺	富强粉165 牛肉65 芹菜160 花生油12	572		36.3		149		0.5		55		9.8		15		60
	坚果	花生仁15 松子仁5		1000		28.1		771		0.37		284		5.56		25	
	水果	柑橘150															
322	羊肉西葫芦水饺	富强粉160 羊后腿70 西葫芦175 胡萝卜25 香菜10 香油15	517		34.4		153.1		0.4		36		8.1		14		62
	坚果	熟栗子20 松子仁10		1000		27.2		217		0.36		113		3.94		24	
	红果酪	山楂20 绵白糖12															
323	三鲜馅水饺	富强粉170 猪肉50 韭菜100 河虾仁20 鸡蛋15 花生油10	565		36.8		149.2		0.6		51		9.8		15		60
	酸奶	酸奶100		1000		27.4		324		0.46		293		4.26		25	

序号	食谱	原料(g)	食量(g)	能量(kcal)	蛋白质(g)	脂肪(g)	碳水化合物(g)	维生素A(μgRE)	维生素B_1(mg)	维生素B_2(mg)	维生素C(mg)	钙(mg)	铁(mg)	锌(mg)	供能比蛋白质(%)	供能比脂肪(%)	供能比碳水化合物(%)
	水果	苹果50 草莓50															
324	京味素水饺	富强粉170 水发木耳20 焦圈15 粉丝7 菠菜80 胡萝卜15 大葱10 姜5 小香干50 香菜15 腐乳12 花生油10	419		33.9		150.1		0.55		35		22.5		14		61
	坚果	葵花籽仁10		1000		28.2		527		0.31		671		4.39		25	
325	鸡丝炒饼	烙饼20 胡萝卜20 鸡胸肉50 洋葱20 甘蓝175 花生油15															
	香干拌兰花	西蓝花45 小香干15 香油2 胡萝卜15	727		35		145.9		0.29		104		12.7		14		62
	水果	库尔勒梨125		1000		26.9		837		0.33		364		7.9		24	
	紫薯粥	黑米25 紫薯20															
	猪肉饼	富强粉160 猪肉75 大葱100 姜10 花生油10	590		37.1		148.5		0.73		59		10.2		14		61

续表

序号	食谱	原料(g)	食量(g)	能量(kcal)	蛋白质(g)	脂肪(g)	碳水化合物(g)	维生素A(μgRE)	维生素B1(mg)	维生素B2(mg)	维生素C(mg)	钙(mg)	铁(mg)	锌(mg)	蛋白质供能比(%)	脂肪供能比(%)	碳水化合物供能比(%)
326	水果	香蕉50 中华猕猴桃50 巨峰葡萄50		1000		27.7		347		0.33		237		4.84		25	
	豆腐菠菜汤	豆腐20 菠菜60 香油2 虾皮3															
327	春饼—薄饼	富强粉150	576	1000	37.9	28	147.6	524	0.64	0.41	61	143	11.1	4.66	15	25	60
	春饼—酱肉	猪带皮前臀尖60															
	春饼—摊鸡蛋	鸡蛋40 花生油5															
	春饼—炒绿豆芽	绿豆芽80 菠菜50 胡萝卜15 粉丝8 花生油2															
	春饼—甜面酱、葱丝	大葱15 甜面酱10 香油1															
	水果	圣女果120															
	小米粥	小米20															

青少年科学营养配餐

续表

序号	食谱	原料（g）	食量（g）	能量（kcal）	蛋白质（g）	脂肪（g）	碳水化合物（g）	维生素A（µgRE）	维生素B₁（mg）	维生素B₂（mg）	维生素C（mg）	钙（mg）	铁（mg）	锌（mg）	供能比(%) 蛋白质	脂肪	碳水化合物
328	鸡丝炒面	富强粉160 鸡胸肉50 大白菜150 韭菜20 胡萝卜15 洋葱15 姜5 花生油15	738	1000	35.1	27.5	149.6	486	0.49	0.5	89	344	14.6	4.34	14	25	61
	麻酱拌茼蒿	茼蒿85 芝麻酱10															
	水果	梨150															
	番茄蛋花汤	番茄50 鸡蛋10 香菜2 香油1															
329	鸡蛋虾仁炒饭	大米160 鸡蛋50 河虾35 豌豆20 青椒20 胡萝卜15 洋葱15 干香菇4 花生油15	391	1000	34.4	26.4	153.1	307	0.41	0.4	24	202	9.2	6.11	14	24	62
	酱鸭	酱鸭25															
330	莲子百合银耳羹	干莲子10 鲜百合10 干银耳3 枸杞子3 冰糖6	547	1000	35.5		149.9		0.52		82		11.3		14		61
	什锦炒饭	大米160 黄瓜45 鸡蛋40 方腿30 豆腐干25 胡萝卜15 大葱15 干香菇3 花生油15															

序号	食谱	原料 （g）	食量 （g）	能量 （kcal）	蛋白质 （g）	脂肪 （g）	碳水化合物 （g）	维生素A （μgRE）	维生素B_1 （mg）	维生素B_2 （mg）	维生素C （mg）	钙 （mg）	铁 （mg）	锌 （mg）	供能比（%） 蛋白质	供能比（%） 脂肪	供能比（%） 碳水化合物
	酸辣汤	猪血10 香菜2 豆腐50 鸡蛋15 香油2		1000		28.2		271		0.39		273		6.32		25	
	水果	中华猕猴桃120															

■ 一日营养配餐带量食谱

营养配餐食谱设计原则如下。

（1）列出一日三餐食谱名称和原料组成。即初步确定各餐吃什么，怎么做。

（2）确定全日总能量。根据早餐能量占28%、午餐占38%、晚餐占34%的比例，将总能量分配到三餐。然后各餐按能量估算出五大类食物的重量。进一步给各餐原料定用量（净重）。及初步确定吃多少。

（3）用营养计算器软件计算各餐及全日的能量、主要营养成分。并参考每个人每天营养素推荐量进行分析、对各量过多或严重不足部分进行调整。如可以调换菜中的某种原料，改动原料用量或改换成另一品种。调整后再次营养计算，力求营养达标。

（4）确认食谱。

下面例举31例全日餐食谱和营养分析（表序号401~431），各例以2400kcal为基准。

143

学生全日2400kcal食谱及营养计算单

序号	餐比	食谱	原料（g）	食量（g）	能量（kcal）	蛋白质（g）	脂肪（g）	碳水化合物（g）	维生素A（μgRE）	维生素B₁（mg）	维生素B₂（mg）	维生素C（mg）	钙（mg）	铁（mg）	锌（mg）	供能比（%）蛋白质	脂肪	碳水化合物
401	早 28%	花卷	富强粉100 苹果酱15															
		拌三丝	大白菜80 小香干15 胡萝卜10 香油3	499		28.2		103.4		0.32		29		8.7		5		17
		酱牛肉	酱牛肉20		672		16		147									
		牛奶	牛奶250 绵白糖6								0.5		487		4.15		6	
	午 38%	二米饭	大米90 玉米糁50															
		蒸红薯	红薯100															
		鱼香鸡丝	鸡胸肉70 胡萝卜25 水发木耳10	611		30.9		140.5		0.34		76		9.3		5		23
		鲜蘑油菜	油菜100 蘑菇25		912		23.6		511		0.54		343		3.95		9	
		蒜泥海带丝	海带60 大蒜5															
		番茄蛋花汤	番茄50 鸡蛋10															
		摄入油	色拉油16															

序号	餐比	食谱	原料(g)	供给量 食量(g)	能量(kcal)	蛋白质(g)	脂肪(g)	碳水化合物(g)	维生素A(μgRE)	维生素B₁(mg)	维生素B₂(mg)	维生素C(mg)	钙(mg)	铁(mg)	锌(mg)	供能比(%) 蛋白质	脂肪	碳水化合物
	晚 34%	果酱包	富强粉125 草莓酱20															
		溜溜肉片	猪瘦肉50 莴笋50 胡萝卜15 水发木耳10															
		清炒豆芽	绿豆芽115 胡萝卜20	599		28.8		122		0.57		22		9.3		5		20
		海米冬瓜汤	海米5 冬瓜50 香菜3		816		21		290		0.21		156		6.95		8	
		水果	库尔勒梨120															
		摄入油	花生油16															
	供 给 量			1709	2400	87.9	60.6	365.9	948	1.23	1.25	126	986	27.3	15.05	15	23	62
402	早 28%	面包	面包120	535	675	27.1	17.3	101.6	152	0.38	0.55	22	358	5.9	3.53	5	6	17
		火腿肠	方腿40															
		糖拌番茄	番茄100 绵白糖10															
		牛奶	牛奶250 燕麦片15															

一日三餐 合理安排

续表

序号	餐比	食谱	原料（g）	食量（g）	能量（kcal）	蛋白质（g）	脂肪（g）	碳水化合物（g）	维生素A（μgRE）	维生素B₁（mg）	维生素B₂（mg）	维生素C（mg）	钙（mg）	铁（mg）	锌（mg）	供能比（%）蛋白质	脂肪	碳水化合物
	午 38%	米饭	大米155															
		芸豆红烧肉	五花肉50 白芸豆13															
		鲜蘑油菜	蘑菇40 油菜100	491	910	26.2	25.4	140.7	152	0.52	0.53	67	236	8.1	5.06	4	10	23
		焯拌土豆丝	土豆50 青椒10 红椒10															
		金针菇海带汤	海带40 香油2 金针菇15															
		摄入油	花生油6															
	晚 34%	鸡蛋韭菜包	标准粉125 韭菜125 鸡蛋40 虾皮5 香油12	447	815	29.5	20.2	125.5	389	0.54	0.39	33	227	9.9	4.25	5	8	21
		燕麦粥	燕麦片30															
		水果	火龙果110															
		供给量		1473	2400	82.8	62.9	367.8	693	1.44	1.47	122	821	23.9	12.84	14	24	62

146

序号	餐比	食谱	原料(g)	食量(g)	能量(kcal)	蛋白质(g)	脂肪(g)	碳水化合物(g)	维生素A(μgRE)	维生素B₁(mg)	维生素B₂(mg)	维生素C(mg)	钙(mg)	铁(mg)	锌(mg)	供能比(%) 蛋白质	供能比(%) 脂肪	供能比(%) 碳水化合物
403	早 28%	鸡蛋炒饭	大米85 鸡蛋50 毛豆仁25 胡萝卜15 花生油8	520		24.5		92		0.28		18		5.2		4		15
		拍黄瓜	黄瓜75		673		22.5		297		0.57		357		3.78		8	
		牛奶	牛奶250 绵白糖12															
	午 38%	烙饼	富强粉155															
		油爆肉丁	猪肉60 莴笋40 冬笋20	560		34.7		139.2		0.77		92		11.1		6		23
		蒜蓉塌菜	塌菜120 大蒜5		918		23.8		262		0.39		297		4.77		9	
		焯拌土豆丝	土豆85 红椒10															
		丝瓜汤	丝瓜35 金针菇15															
		摄入油	花生油15															
	晚 34%	发糕	标准粉70 黑米65															

序号	餐比	食谱	原料(g)	食量(g)	能量(kcal)	蛋白质(g)	脂肪(g)	碳水化合物(g)	维生素A(μgRE)	维生素B₁(mg)	维生素B₂(mg)	维生素C(mg)	钙(mg)	铁(mg)	锌(mg)	供能比(%)蛋白质	供能比(%)脂肪	供能比(%)碳水化合物
		西式牛肉	牛腩肉55 洋葱20															
		圆白菜沙拉	番茄50 白蘑菇15															
		圆白菜香肠沙拉	圆白菜75 橄榄油2 方腿20	672		30.7		123.4		0.69		68		8		5		23
		三色冬瓜球	冬瓜100 胡萝卜20 草菇20		809		19.7		215		0.39		120		7.41		7	
		水果	苹果150															
		摄入油	花生油10															
		供量		1752	2400	89.9	66	354.6	774	1.74	1.35	177	774	24.3	15.96	15	25	60
404	早 28%	芝麻烧饼	标准粉110 芝麻酱10 芝麻2	468		23.2		101.9		0.44		37		10.3		4		17
		拌苤蓝丝	苤蓝85 山茶油3		678		18.9		65		0.49		444		3.49		7	
		牛奶	牛奶250 绵白糖8															
	午 38%	苤豆米饭	大米150 苤豆20															

序号	餐比	食谱	原料(g)	食量(g)	能量(kcal)	蛋白质(g)	脂肪(g)	碳水化合物(g)	维生素A(μgRE)	维生素B₁(mg)	维生素B₂(mg)	维生素C(mg)	钙(mg)	铁(mg)	锌(mg)	供能比(%)蛋白质	供能比(%)脂肪	供能比(%)碳水化合物
		清炖牛肉	牛腩肉80 土豆20 胡萝卜20															
		香菇烧豆豆	香菇25 鲜豌豆100	614		37.7		139.3		0.38		56		10.3		6		23
		清炒油麦菜	油麦菜125		913		21.6		277		0.47		228		8.2		8	
		黄瓜片鸡蛋汤	黄瓜50 鸡蛋10 香油2															
		摄入油	色拉油12															
	晚 34%	包子	富强粉120 猪肉55 小白菜150 香油10	453		28.4		114.8		0.56		70		10.4		5		19
		花椒油拌苋菜	红苋菜75 花椒油3		809		25.2		651		0.38		317		3.97		9	
		红薯小米粥	小米20 红薯20															
	供给量			1535	2400	89.3	65.7	356	993	1.38	1.34	163	989	31	15.66	15	25	60
405	早 28%	烧饼	标准粉100 芝麻酱12 芝麻1	290		22.4		100		0.43		9		13.6		4		17

一日三餐 合理安排

续表

序号	餐比	食谱	原料(g)	食量(g)	能量(kcal)	蛋白质(g)	脂肪(g)	碳水化合物(g)	维生素A(μgRE)	维生素B₁(mg)	维生素B₂(mg)	维生素C(mg)	钙(mg)	铁(mg)	锌(mg)	供能比(%) 蛋白质	脂肪	碳水化合物
	午 38%	馄饨	富强粉30 猪后臀尖20 大葱20 干紫菜2 虾皮3 香菜3 香油2		669		19.1		31		0.21		262		3.06		7	
		拌瓜条	黄瓜75 木耳20 花椒油2															
		大米饭	大米150															
		红烧兔肉	兔肉70 胡萝卜25 山药25															
		清炒芥兰	芥兰150	691		36.6		143.4		0.38		130		9.4		6		
	晚 34%	番茄蛋花汤	番茄50 鸡蛋10 香油1		915		20.9		1174		0.65		479		6.93		8	24
		酸奶	酸奶200															
		摄入油	花生油10															
		红糖窝头	标准粉50 玉米面90 红糖12															

序号	餐比	食谱	原料（g）	食量（g）	能量（kcal）	蛋白质（g）	脂肪（g）	碳水化合物（g）	维生素A（μgRE）	维生素B_1（mg）	维生素B_2（mg）	维生素C（mg）	钙（mg）	铁（mg）	锌（mg）	供能比（%）蛋白质	脂肪	碳水化合物
		红烧黄鱼	小黄花鱼70	435														
		彩色冬瓜丁	冬瓜85 胡萝卜15 青椒15 红椒5		816	28.4	24.8	116.1	166	0.45	0.2	47	189	6.9	3.56	5	9	19
		白菜豆腐汤	大白菜40 豆腐20 香油2															
		摄入油	花生油16															
		供给量		1416	2400	87.4	64.8	359.5	1371	1.26	1.06	186	930	29.9	13.55	15	24	61
406	早 28%	发面饼	富强粉125 苹果酱15	467														
		酱牛肉	酱牛肉25			27.6										5		
		清拌豆芽	绿豆芽80 青椒10 胡萝卜10 花椒油2		673		10.1	117	80	0.3	0.17	12	656	8.4	4.1		4	20
		豆腐脑	豆腐脑（带卤）200															
	午 38%	米米饭	大米100 小米65															

续表

序号	餐比	食谱	原料(g)	食量(g)	能量(kcal)	蛋白质(g)	脂肪(g)	碳水化合物(g)	维生素A(μgRE)	维生素B1(mg)	维生素B2(mg)	维生素C(mg)	钙(mg)	铁(mg)	锌(mg)	供能比(%)		
																蛋白质	脂肪	碳水化合物
	晚 34%	肉片烩鲜蘑	猪肉60 蘑菇80 胡萝卜10	527		33.1		132.9		0.7		49		11.3		6		22
		清炒虾皮小白菜	小白菜125 虾皮5		911		26.2		513		0.63		227		6.03		10	
		鸡丸冬瓜汤	鸡胸肉15 冬瓜50 枸杞子3 香菜2																
		摄入油	花生油12																
		花卷	富强粉130																
		清炖牛腩	牛腩65 白萝卜20 胡萝卜20	390		27.4		105.1		0.26		39		5.9		5		18
		清炒油麦菜	油麦菜120		816		31		260		0.28		137		3.96		12	
		果粒银耳汤	中华猕猴桃10 哈密瓜10 干银耳3 枸杞子2																
		摄入油	色拉油10																
		供 给 量		1384	2400	88.1	67.3	355	853	1.26	1.08	100	1020	25.6	14.09	15	25	60

序号	餐比	食谱	原料(g)	食量(g)	能量(kcal)	蛋白质(g)	脂肪(g)	碳水化合物(g)	维生素A(μgRE)	维生素B_1(mg)	维生素B_2(mg)	维生素C(mg)	钙(mg)	铁(mg)	锌(mg)	供能比(%) 蛋白质	供能比(%) 脂肪	供能比(%) 碳水化合物
407	早 28%	面包	面包125	503	672	22.3	21.1	97.4	649	0.14	0.47	15	400	5	2.63	4	8	16
		五香鹌鹑蛋	五香鹌鹑蛋30															
		焯拌胡萝卜丝	胡萝卜80 香菜5 橄榄油3															
		牛奶	牛奶250 绵白糖10															
	午 38%	米饭	大米150	528	914	34.6	27.8	129.3	198	0.81	0.47	73	198	7.8	5.59	6	10	22
		红烧排骨	猪大排65															
		鲜蘑烩豆腐	豆腐80 蘑菇50															
		白扒花菜	花菜80 青椒15 胡萝卜15 玉米淀粉2															
		番茄蛋花汤	番茄50 香菜2 鸡蛋10 香油1															
		摄入油	色拉油8															
	晚 34%	发糕	标准粉65 密云小枣5 玉米面55 绵白糖8															

序号	餐比	食谱	原料(g)	食量(g)	能量(kcal)	蛋白质(g)	脂肪(g)	碳水化合物(g)	维生素A(μgRE)	维生素B$_1$(mg)	维生素B$_2$(mg)	维生素C(mg)	钙(mg)	铁(mg)	锌(mg)	供能比 蛋白质(%)	供能比 脂肪(%)	供能比 碳水化合物(%)
		蒸山药	山药120															
		油焖河虾	河虾65															
		木耳炝芹菜	芹菜茎75 水发木耳15	694		30.8		130.9		0.54		58		14.5		5		22
		红根海带丝	水发海带65 胡萝卜15		814		16.6		460		0.36		529		5.14		6	
		文蛤豆苗汤	蛤蜊肉15 豌豆苗20 金针菇10 香油1															
		水果	苹果50 草莓50 香橙50															
		摄入油	色拉油10															
	供给量			1725	2400	88.1	67.3	355	853	1.26	1.08	100	1020	25.6	14.09	15	25	60
408	早 28%	麻酱糖饼	标准粉100 芝麻酱12 红糖10															
		酱鸭	酱鸭20	275	668	22.1	14.9	110.1	10	0.39	0.2	20	238	12.4	3.57	4	6	18
		生拌萝卜丝	白萝卜80 青萝卜20 香油3															

序号	餐比	食谱	原料(g)	食量(g)	能量(kcal)	蛋白质(g)	脂肪(g)	碳水化合物(g)	维生素A(μgRE)	维生素B₁(mg)	维生素B₂(mg)	维生素C(mg)	钙(mg)	铁(mg)	锌(mg)	供能比蛋白质(%)	供能比脂肪(%)	供能比碳水化合物(%)
		绿豆粥	大米20 绿豆10															
	午38%	馒头	富强粉125															
		蒸红薯芋头	红薯100 芋头75															
		清蒸鲈鱼	鲈鱼65	709		36		138.9		0.44		116		9.3		6		23
		番茄炒鸡蛋	鸡蛋20 番茄130		915		22.9		464		0.52		378		4.71		9	
		清炒油菜	油菜125															
		海米白菜汤	海米3 大白菜50															
		摄入油	花生油16															
	晚34%	二米饭	大米85 小米35															
		溜肝尖	猪肝35 红椒10 青椒10 玉米淀粉2															
		金瓜木耳炒花菜	花菜70 南瓜20 水发木耳15	621		27.9		118.7		0.39		83		17.3		3		20

续表

序号	餐比	食谱	原料(g)	食量(g)	能量(kcal)	蛋白质(g)	脂肪(g)	碳水化合物(g)	维生素A(μgRE)	维生素B₁(mg)	维生素B₂(mg)	维生素C(mg)	钙(mg)	铁(mg)	锌(mg)	供能比 蛋白质(%)	供能比 脂肪(%)	供能比 碳水化合物(%)
		豆腐皮青笋丝	莴笋80 干张10 胡萝卜10		817		25		1932		1.23		301		6.31		9	
		干贝鲜蘑冬瓜汤	干贝3 蘑菇15 冬瓜40															
		酸奶	酸奶150															
		摄入油	花生油16															
	供 给 量			1605	2400	88.1	67.3	355	853	1.26	1.08	100	1020	25.6	14.09	14	24	62
409	早 28%	花卷	富强粉100 花生油2	488	673	24.8	19.5	98.5	140	0.33	0.48	11	361	5.5	3.09	4	7	16
		火腿	方腿15															
		拌三丁	黄瓜75 白豆腐干15 胡萝卜10 香油1															
		坚果	核桃仁10															
		牛奶	牛奶250															
	午 38%	红豆饭	大米150 赤小豆20															

序号	餐比	食谱	原料(g)	食量(g)	能量(kcal)	蛋白质(g)	脂肪(g)	碳水化合物(g)	维生素A(μgRE)	维生素B₁(mg)	维生素B₂(mg)	维生素C(mg)	钙(mg)	铁(mg)	锌(mg)	供能比蛋白质(%)	供能比脂肪(%)	供能比碳水化合物(%)
	晚 34%	豆腐烧鱼	鲤鱼50 豆腐20															
		鲜蘑双花	花菜50 杏鲍菇30 西蓝花25 红椒10	525	911	34.1	24.6	136.5	402	0.32	0.35	68	217	9.1	5.8	6	9	23
		鸡蛋黄瓜片	鸡蛋20 黄瓜50 水发木耳15															
		鲜虾仁冬瓜汤	河虾仁15 冬瓜50 香菜2 香油2															
		摄入油	花生油16															
		发糕	标准粉30 玉米面50 葡萄干8 红枣5															
		海带烧肉	猪带皮前臀尖55 水发海带50															
		炒三丝	鸡胸肉15 土豆35 胡萝卜25	571	816	29.8	24.6	114.6	667	0.65	0.36	65	312	11.5	4.81	5	9	19
		菠菜烧豆腐	豆腐50 菠菜80															
		红薯粥	大米40 红薯40															

序号	餐比	食谱	原料(g)	食量(g)	能量(kcal)	蛋白质(g)	脂肪(g)	碳水化合物(g)	维生素A(μgRE)	维生素B₁(mg)	维生素B₂(mg)	维生素C(mg)	钙(mg)	铁(mg)	锌(mg)	供能比蛋白质(%)	供能比脂肪(%)	供能比碳水化合物(%)
		水果	苹果100															
		摄入油	花生油8															
	供给量			1584	2400	88.1	67.3	355	853	1.26	1.08	100	1020	25.6	14.09	15	26	59
410	早 28%	发糕	黑米60 标准粉45 密云小枣5 核桃仁3 葡萄干3	273	674	25.6	11.9	113	42	0.42	0.25	47	133	7.5	5.11	4	4	19
		酱鸭	酱鸭25															
		豆腐干拌青椒	豆腐干25 青椒65 橄榄油2															
		红豆粥	大米25 赤小豆15															
	午 38%	二米饭	大米70 小米40															
		蒸红薯	红薯100															
		鱼香肉丝	猪瘦肉50 胡萝卜20 冬笋20 水发木耳15 绵白糖5	649		34.6		124.1		0.72		89		13.9		6		21

续表

序号	餐比	食谱	原料(g)	食量(g)	能量(kcal)	蛋白质(g)	脂肪(g)	碳水化合物(g)	维生素A(μgRE)	维生素B₁(mg)	维生素B₂(mg)	维生素C(mg)	钙(mg)	铁(mg)	锌(mg)	供能比(%) 蛋白质	供能比(%) 脂肪	供能比(%) 碳水化合物
	晚 34%	肉片烧豆腐	猪后臀尖15 豆腐80 青蒜10		913		29.4		819		0.38		478		5.51		11	20
		清炒木耳菜	木耳菜150															
		海米冬瓜汤	冬瓜40 白蘑菇15 海米3															
		摄入油	色拉油16															
		面条	富强粉125 番茄130 鸡蛋50 花生油12	667		27		121.4		0.4		40		6.6		4		
		菜码	黄瓜150		813		23.8		311		0.59		347		3.44		9	
		酸奶	酸奶200															
		供给量		1589	2400	87.2	65.1	358.5	1172	1.54	1.22	176	958	28	14.06	15	24	61
411	早 28%	发面饼	标准粉100															
		火腿	方腿20	382		25.5		103.1		0.52		29		7.1		4		17
		杏仁三色	大杏仁10 芹菜茎60 胡萝卜15 香油2		670		15.9		497		0.5		131		3.66		6	

续表

序号	餐比	食谱	原料(g)		食量(g)	能量(kcal)	蛋白质(g)	脂肪(g)	碳水化合物(g)	维生素A(μgRE)	维生素B₁(mg)	维生素B₂(mg)	维生素C(mg)	钙(mg)	铁(mg)	锌(mg)	供能比(%)		
																	蛋白质	脂肪	碳水化合物
		疙瘩汤	富强粉30	番茄100															
			鸡蛋40	香菜2															
			花生油3																
	午38%	午米饭	大米155																
		蒸山药	山药100																
		红烧牛尾	牛尾60		643		36.3		140		0.42		63		8.3		6		23
		砂锅豆腐	猪肉20	豆腐50		917		22.7		100		0.29		211		7.12		9	
			大白菜100																
		干贝冬瓜汤	冬瓜140	干贝3																
			枸杞子3																
		摄入油	花生油12																
	晚34%	紫米馒头	黑米70	标准粉55															
		鲜韭爆河虾	河虾仁40	韭菜100															
		番茄粟米沙拉	番茄100	黄瓜25	622		29		113		0.57		52		8.1		5		19
			玉米粒20	橄榄油2															
		鲜蘑冬羊汤	蘑菇30	豌豆苗15		813		25.7		398		0.63		395		6.6		10

序号	餐比	食谱	原料(g)	食量(g)	能量(kcal)	蛋白质(g)	脂肪(g)	碳水化合物(g)	维生素A(μgRE)	维生素B_1(mg)	维生素B_2(mg)	维生素C(mg)	钙(mg)	铁(mg)	锌(mg)	供能比蛋白质(%)	供能比脂肪(%)	供能比碳水化合物(%)
		酸奶	酸奶150															
		摄入油	花生油15															
	供给量			1647	2400	91.8	64.3	356.1	995	1.51	1.42	144	737	23.5	17.38	15	24	61
412	早 28%	烧饼	标准粉100 花生油5	486	675	25.6	19.4	97.7								4	7	16
		焯拌枸杞鸡毛菜	鸡毛菜75 蘑菇25 枸杞子3 香油3						212	0.48	0.63	22	398	8.2	3.91			
		牛奶燕麦片粥	牛奶250 燕麦片25															
	午 38%	米饭	大米150															
		蒸山药	山药120															
		清蒸鲈鱼	鲈鱼80	650		32.2		134.6										
		肉片炒芹菜	猪后臀尖20 芹菜茎70 胡萝卜20		912		26.3		441	0.37	0.4	50	305	8.1	5.52	5	10	22
		素炒油菜	油菜125															

续表

序号	餐比	食谱	原料(g)	食量(g)	能量(kcal)	蛋白质(g)	脂肪(g)	碳水化合物(g)	维生素A(μgRE)	维生素B_1(mg)	维生素B_2(mg)	维生素C(mg)	钙(mg)	铁(mg)	锌(mg)	蛋白质(%)	脂肪(%)	碳水化合物(%)
	晚 34%	西湖牛肉羹	牛瘦肉10 豆腐20 冬笋10 鸡蛋10															
		摄入油	色拉油15															
		玉米发糕	玉米面100 富强粉40 葡萄干5 葵花籽仁3															
		清炖狮子头	猪肉50 油菜10 枸杞子2	435		29.3		114.2		0.72		73		9.2				19
		肉丝蒜苗	鸡胸肉20 蒜苗80 红椒10		813		24.6		212		0.32		100		3.74		9	
		白扒花菜	花菜70 胡萝卜15 水发木耳20															
		摄入油	色拉油10															
		供给量		1571	2400	87.1	70.3	346.5	865	1.57	1.35	145	803	25.5	13.17	15	26	59
413	早 28%	双面焦	玉米面85 鸡蛋20 绵白糖4	276		24.5		105.1		0.39		24		7.4		4		18
		酱牛肉	酱牛肉20		673		15.8		423		0.3		91		4.51		6	

序号	餐比	食谱	原料(g)	食量(g)	能量(kcal)	蛋白质(g)	脂肪(g)	碳水化合物(g)	维生素A(μgRE)	维生素B₁(mg)	维生素B₂(mg)	维生素C(mg)	钙(mg)	铁(mg)	锌(mg)	供能比(%)		
																蛋白质	脂肪	碳水化合物
	午 38%	肉菜烫饭	猪后臀尖20 大米50 波菜75 香油2															
		馒头	富强粉125															
		蒸南瓜	南瓜75															
		小白菜余丸子	猪瘦肉40 小白菜100	717		34.8		130.2		0.72		60		13.8		6		22
		桂花三丁	莴笋20 鸡蛋50 土豆40 胡萝卜15		914		27		650		0.48		412		5.11		10	
		毛豆仁炒雪里蕻	毛豆仁15 腌雪里蕻70 干辣椒3															
		西湖牛肉羹	牛瘦肉10 豆腐20 冬笋10 鸡蛋10															
		水果	苹果150															
		摄入油	花生油17															
	晚 34%	红豆饭	大米125 赤小豆30															

序号	餐比	食谱	原料(g)	食量(g)	能量(kcal)	蛋白质(g)	脂肪(g)	碳水化合物(g)	维生素A(μgRE)	维生素B₁(mg)	维生素B₂(mg)	维生素C(mg)	钙(mg)	铁(mg)	锌(mg)	供能比(%) 蛋白质	脂肪	碳水化合物
		肝片炒荷芹	猪肝30 芹菜茎50 荷兰豆25 红椒10															
		醋熘白菜	大白菜100	537														
		三色紫甘蓝	紫甘蓝50 圆白菜25 香菜10		813	27.6	21.2	125.2	1822	0.39	0.89	93	214	14.8	5.6	5	8	21
		番茄蛋花汤	番茄50 鸡蛋15															
		摄入油	色拉油17															
		供给量		1530	2400	86.9	64	346.5	865	1.5	1.67	177	717	36	15.22	14	24	62
414	早 28%	馒头片抹果酱	富强粉85 苹果酱25															
		香肠	广东香肠20	496														
		金针菇拌芥兰	芥兰75 金针菇30 花椒油3		674	22.8	19.8	100.1	493	0.41	0.55	60	380	5.9	3.52	4	7	17
		牛奶	牛奶250 绵白糖8															
	午 38%	烙饼	富强粉120 花生油5															

续表

序号	餐比	食谱	原料(g)	食量(g)	能量(kcal)	蛋白质(g)	脂肪(g)	碳水化合物(g)	维生素A(μgRE)	维生素B₁(mg)	维生素B₂(mg)	维生素C(mg)	钙(mg)	铁(mg)	锌(mg)	供能比 蛋白质(%)	供能比 脂肪(%)	供能比 碳水化合物(%)
		蒸红薯	红薯100															
		红白萝卜炖羊排	羊前腿肉60 白萝卜20 胡萝卜20	657		34		135.6		0.56		63		10.5		6		23
		木耳炒秋葵	秋葵85 水发木耳20		909		23.2		703		0.54		188		5.26		9	
		菠菜蛋花汤	菠菜70 鸡蛋20 香油2															
		水果	火龙果125															
		摄入油	花生油10															
	晚 34%	玉米粒米饭	大米125 玉米粒25	491	817	30.7	20.4	126.7	305	0.6	0.35	51	215	16	5.58	5	8	21
		滑熘肉片	猪瘦肉50 杏鲍菇30 胡萝卜15															
		香葱拌豆腐	豆腐65 香葱15 香油2															
		素炒土豆丝	土豆85 胡萝卜15 青椒15															

序号	餐比	食谱	原料（g）	食量（g）	能量（kcal）	蛋白质（g）	脂肪（g）	碳水化合物（g）	维生素A（μgRE）	维生素B₁（mg）	维生素B₂（mg）	维生素C（mg）	钙（mg）	铁（mg）	锌（mg）	供能比（%）蛋白质	供能比（%）脂肪	供能比（%）碳水化合物
		虾皮松茸鸡毛菜汤	鸡毛菜30 干松蘑5 虾皮3															
		摄入油	色拉油10															
		供给量		1644	2400	87.5	63.4	362.4	1501	1.57	1.44	173	783	32.4	14.36	15	24	61
415	早 28%	麻酱格饼	标准粉100 芝麻酱15															
		煮鸡蛋	鸡蛋50	515	672	26.9	17.8	97.7	160	0.48	0.32	35	293	14.4	3.59	4	7	16
		姜汁藕片	藕80 姜8 橄榄油2															
		豆浆	豆浆250 绵白糖10															
	午 38%	二米饭	大米100 紫米40															
		香菇炖牛腩	牛肉80 土豆20 干香菇5															
		炸胡萝卜素丸子	胡萝卜75 富强粉10 玉米淀粉5 粉丝5 香菜10	549		33.1		138.8		0.4		72		11.9		6		23

序号	餐比	食谱	原料(g)	食量(g)	能量(kcal)	蛋白质(g)	脂肪(g)	碳水化合物(g)	维生素A(µgRE)	维生素B₁(mg)	维生素B₂(mg)	维生素C(mg)	钙(mg)	铁(mg)	锌(mg)	供能比(%)蛋白质	供能比(%)脂肪	供能比(%)碳水化合物
		木耳炒圆白菜	圆白菜100 水发木耳25 红椒10		916		23.9		595		0.41		244		8.54		9	
		酸辣海带丝汤	海带40 香菜3 大葱3 香油2															
		摄入油	色拉油16															
	晚34%	水饺	富强粉150 猪肉55 茴香160 香油10	525		29.6		117.7		0.61		64		7.1		5		20
		水果	黄河蜜瓜150		812		23.1		704		0.3		290		3.64		9	
	供 给 量			1589	2400	89.6	64.8	354.2	1459	1.49	1.03	171	827	33.4	15.77	15	24	61
416	早28%	鲜肉白菜包	富强粉100 猪瘦肉35 大白菜60 香油4	316		24.1		100.8		0.46		45		7.6		4		17
		杏仁菠菜	杏仁菠菜75 杏仁10 橄榄油2		673		18.5		392		0.3		133		3.51		7	
		小米粥	小米25 密云小枣5															

续表

序号	餐比	食谱	原料(g)	食量(g)	能量(kcal)	蛋白质(g)	脂肪(g)	碳水化合物(g)	维生素A(μgRE)	维生素B₁(mg)	维生素B₂(mg)	维生素C(mg)	钙(mg)	铁(mg)	锌(mg)	供能比蛋白质(%)	供能比脂肪(%)	供能比碳水化合物(%)
	午 38%	红薯米饭	大米130 红薯50															
		红烧排骨	猪大排65 水发海带50															
		海米圆白菜	海米5 圆白菜125	628				124.1		0.81		92		9.4		6		21
		韭菜炒鸡蛋	韭菜100 鸡蛋25		917	33.3	30.6		414		0.49		313		5.12		11	
		丝瓜蘑菇汤	黄瓜50 金针菇15 香油1															
		摄入油	花生油12															
	晚 34%	发糕	富强粉50 密云小枣5 玉米面85															
		鱼香鸡丝	鸡胸肉50 莴笋30 水发木耳15 胡萝卜20	529				123.5		0.51		59		10.2		5		21
		白蘑菇炒茼蒿	茼蒿125 白蘑菇30		810	28.3	20.6		487		0.45		161		3.24		8	
		葱香土豆丝	土豆100 红椒5															
		摄入油	花生油14															
供给量				1473	2400	85.7	69.7	348.4	1293	1.78	1.24	196	607	27.2	11.87	14	26	60

序号	餐比	食谱	原料(g)	食量(g)	能量(kcal)	蛋白质(g)	脂肪(g)	碳水化合物(g)	维生素A(μgRE)	维生素B₁(mg)	维生素B₂(mg)	维生素C(mg)	钙(mg)	铁(mg)	锌(mg)	供能比蛋白质(%)	供能比脂肪(%)	供能比碳水化合物(%)
417	早 28%	面包	面包100 苹果酱10	484		21		99.2		0.23		25		4.8		4		17
		核桃仁拌紫甘蓝	紫甘蓝85 核桃仁8 香油1		668		20.3		60		0.48		406		2.65		8	
		牛奶	牛奶250 绵白糖10															
		葱花饼	标准粉150 大葱15 花生油3															
	午 38%	红烧鸭腿	鸭65 土豆15															
		培根烩鲜蘑	培根15 磨菇100 青蒜10	620	913	38.7	28	122.3	262	0.8		45		9.9		6		
		清炒绿豆芽	绿豆芽130 青椒15 红椒10								0.74		110		5.34		10	20
		番茄蛋花汤	番茄50 鸡蛋15 香菜2 香油1															
		摄入油	色拉油6															

一日三餐　合理安排

序号	餐比	食谱	原料 (g)	食量 (g)	能量 (kcal)	蛋白质 (g)	脂肪 (g)	碳水化合物 (g)	维生素A (µgRE)	维生素B$_1$ (mg)	维生素B$_2$ (mg)	维生素C (mg)	钙 (mg)	铁 (mg)	锌 (mg)	供能比(%) 蛋白质	供能比(%) 脂肪	供能比(%) 碳水化合物
	晚 34%	紫米发糕	标准粉100 黑米40															
		干烧草鱼块	草鱼50															
		毛豆烧海带	海带85 胡萝卜15 毛豆仁15															
		蚝油生菜	生菜130	653				122.2		0.54		44		10.8		5		20
		香菜冬瓜汤	冬瓜50 香菜3		819	29.7	21.7		559		0.42		354		5.38		8	
		水果	桃150															
		摄入油	色拉油15															
	供给量			1757	2400	89.4	70	343.7	881	1.57	1.64	114	870	25.5	13.37	15	26	59
418	早 28%	麻酱酱烧饼	标准粉120 芝麻酱12 芝麻2															
		鹌鹑蛋	鹌鹑蛋25	507	671	24.8	16.6	102	244	0.48	0.33	22	257	13.1	3.76	4	6	17
		泡菜	圆白菜30 莴笋25 胡萝卜15 白萝卜10 红椒5 香油3															

序号	餐比	食谱	原料(g)	食量(g)	能量(kcal)	蛋白质(g)	脂肪(g)	碳水化合物(g)	维生素A(μgRE)	维生素B₁(mg)	维生素B₂(mg)	维生素C(mg)	钙(mg)	铁(mg)	锌(mg)	供能比(%) 蛋白质	供能比(%) 脂肪	供能比(%) 碳水化合物
	午 38%	豆浆	豆浆250 绵白糖10															
		绿豆米饭	大米120 绿豆20															
		菠萝咕咾鸡	鸡腿70 胡萝卜15 菠萝60 绵白糖5															
		肉丝蒜苗	猪瘦肉20 红椒15 蒜苗75	585		36.2		127		0.48		116		15.1		6		21
		素炒绿苋菜	绿苋菜125		915		27.5		683		0.46		333		5.6		10	
		海米枸杞丝瓜汤	丝瓜40 枸杞子2 海米3															
		摄入油	花生油15															
	晚 34%	金银卷	富强粉65 玉米面60															
		咖喱牛肉	牛腩肉50 洋葱15 土豆30															
		三色藕片	藕70 水发木耳10 胡萝卜15	434		29.4		114		0.51		68		8.6		5		19

续表

序号	餐比	食谱	原料（g）	食量（g）	能量（kcal）	蛋白质（g）	脂肪（g）	碳水化合物（g）	维生素A（µgRE）	维生素B₁（mg）	维生素B₂（mg）	维生素C（mg）	钙（mg）	铁（mg）	锌（mg）	供能比（%）蛋白质	脂肪	碳水化合物
		拌时蔬	羽衣甘蓝20 紫甘蓝15		814		25.1		336		0.33		122		4.67		9	
			生菜15 玉米粒10															
			炸花生仁10 红椒5															
		什锦蛋花汤	蘑菇5 香菇5															
			白蘑菇5 草菇5															
			鸡蛋10 香油2															
		摄入油	花生油12															
		供给量		1526	2400	90.4	69.2	342.9	1263	1.47	1.12	206	712	36.8	14.03	15	26	59
419	早28%	馒头抹果酱	富强粉100 苹果酱15															
		煮鸡蛋	鸡蛋40	472		26.1		98.3		0.41		8		5		4		16
		花生米拌黄瓜	黄瓜40 胡萝卜15		673		19.1		263		0.54		328		2.82		7	
			花生仁10 香油2															
		牛奶	牛奶250															
	午38%	薏仁米饭	大米110 薏仁米40															
		红烧鸡腿	鸡腿80															

序号	餐比	食谱	原料(g)	食量(g)	能量(kcal)	蛋白质(g)	脂肪(g)	碳水化合物(g)	维生素A(μgRE)	维生素B$_1$(mg)	维生素B$_2$(mg)	维生素C(mg)	钙(mg)	铁(mg)	锌(mg)	供能比 蛋白质(%)	供能比 脂肪(%)	供能比 碳水化合物(%)
		青椒肉片	猪肉20 青椒40 洋葱15 胡萝卜15	603		33.4		128.2		0.38		73		10		6		21
		木耳炒白菜	大白菜100 水发木耳15		914		26.8		286		0.35		197		7.81		10	
		虾皮小白菜汤	小白菜35 虾皮3																
		水果	库尔勒梨120																
		摄入油	色拉油10																
	晚34%	馒头	富强粉120																
		清炖排骨	猪大排55 水发海带55																
		素烧扁豆	豆角80 红椒10	467		30.6		121.9		0.77		72		12.5		5		20
		芝麻苋菜	绿苋菜80 芝麻3 干香菇3		813		20.9		401		0.46		383		4.24		8	
		玉米糁红薯粥	玉米糁20 红薯35																
		摄入油	色拉油6																
		供给量		1542	2400	90.1	66.8	348.4	950	1.56	1.35	153	908	27.5	14.87	15	25	60

续表

序号	餐比	食谱	原料（g）	食量（g）	能量（kcal）	蛋白质（g）	脂肪（g）	碳水化合物（g）	维生素A（μgRE）	维生素B₁（mg）	维生素B₂（mg）	维生素C（mg）	钙（mg）	铁（mg）	锌（mg）	供能比（%）蛋白质	脂肪	碳水化合物
420	早 28%	花卷	富强粉85 花生油3	528	672	24.1	22.1	94	316	0.39	0.56	45	408	5.3	2.88	4	8	16
		咸鸭蛋	咸鸭蛋25															
		五香花生米	炒花生仁15															
		水果	柑橘150															
		牛奶	牛奶250															
	午 38%	米饭	大米125	640	913	33.4	19.4	146.8	419	0.49	0.52	74	181	10.9	6.4	6	7	24
		玉米	鲜玉米90															
		红煨牛肉	牛腩肋60 白芸豆10															
		香菇油菜	香菇20 油菜100															
		糖拌番茄	番茄100 绵白糖8															
		虾皮螺旋藻蛋花汤	干螺旋藻3 鸡蛋10 虾皮2 香油2															
		水果	苹果100															
		摄入油	色拉油10															

一日三餐　合理安排　非

序号	餐比	食谱	供给量原料(g)	食量(g)	能量(kcal)	蛋白质(g)	脂肪(g)	碳水化合物(g)	维生素A(μgRE)	维生素B₁(mg)	维生素B₂(mg)	维生素C(mg)	钙(mg)	铁(mg)	锌(mg)	供能比蛋白质(%)	供能比脂肪(%)	供能比碳水化合物(%)
	晚 34%	豆沙包	富强粉125 红豆馅40	443	815	30.3	21.6	121	310	0.52	0.32	45	365	15	4.04	5	8	20
		玉米糁红薯粥	玉米糁20 红薯35															
		拌茄泥	茄子85 黄瓜30 芝麻酱10															
	给量 合量			1611	2400	87.8	63.1	361.8	1045	1.4	1.4	164	954	31.2	13.32	15	24	61
421	早 28%	紫米发糕	富强粉70 黑米50 枸杞子5 密云小枣5 绵白糖6	441	673	23.7	12.5	113	492	0.47	0.26	27	692	9.5	4.62	4	5	19
		四宝菠菜	菠菜70 胡萝卜10 花生仁15 水发木耳10															
		豆腐脑	豆腐脑(带卤)200															
	午 38%	烙饼	标准粉125 花生油3															
		葱爆羊肉	羊后腿肉70 大葱30 香菜10															

序号	餐比	食谱	原料(g)	食量(g)	能量(kcal)	蛋白质(g)	脂肪(g)	碳水化合物(g)	维生素A(μgRE)	维生素B₁(mg)	维生素B₂(mg)	维生素C(mg)	钙(mg)	铁(mg)	锌(mg)	供能比蛋白质(%)	供能比脂肪(%)	供能比碳水化合物(%)
		滑肉青笋	猪瘦肉15 莴笋75 水发木耳20	716		37.8		126.9		0.68		114		12.3		6		21
		拌苦瓜	苦瓜75 红椒10		915		27.1		182		0.48		194		5.7		10	
		金针菇鸡毛菜汤	金针菇15 鸡毛菜30 香油2															
		水果	橙子120															
		摄入油	色拉油16															
	晚34%	米饭	大米130															
		四喜丸子	猪肉50 藕5 胡萝卜5 冬笋5 香菇5	469	812	27.8	27.4	111.6	817	0.42	0.33	117	150	8	4.62	5	10	19
		蒜蓉盖菜	盖菜135 大蒜5															
		干张炒胡萝卜丝	干张15 胡萝卜55															
		干贝萝卜丝汤	干贝3 白萝卜40 香菜2 香油1															

序号	餐比	食谱	原料(g)	食量(g)	能量(kcal)	蛋白质(g)	脂肪(g)	碳水化合物(g)	维生素A(μgRE)	维生素B_1(mg)	维生素B_2(mg)	维生素C(mg)	钙(mg)	铁(mg)	锌(mg)	供能比蛋白质(%)	供能比脂肪(%)	供能比碳水化合物(%)
		摄入油	色拉油13															
		供 给 量		1626	2400	89.3	67	351.5	1491	1.57	1.07	258	1036	29.8	14.94	15	25	60
422	早 28%	火烧夹肉	标准粉85 尖椒5 蛋清肠25 香菜3	278		27.1		102.4		0.56		21		7.9		5		17
		鸡蛋虾仁汤面	富强粉50 菠菜50 香油5 鸡蛋40 河虾仁15		675		16.6		359		0.28		154		3.42		6	
	午 38%	二米饭	大米100 玉米糁40															
		鲜豌豆牛肉粒	牛瘦肉50 红椒10 豌豆粒50	551		32.3		128.6		0.55		75		9.7		5		21
		肉片炒洋葱	猪后臀尖20 洋葱50 杏鲍菇20 胡萝卜20															
		木耳炒油菜梗	水发木耳20 油菜100		911		28.3		323		0.44		262		5.81		11	
		虾皮油菜叶汤	油菜40 香油2 虾皮3															

续表

序号	餐比	食谱	原料(g)	食量(g)	能量(kcal)	蛋白质(g)	脂肪(g)	碳水化合物(g)	维生素A(μgRE)	维生素B₁(mg)	维生素B₂(mg)	维生素C(mg)	钙(mg)	铁(mg)	锌(mg)	供能比(%)蛋白质	供能比(%)脂肪	供能比(%)碳水化合物
	晚 34%	摄入油	色拉油16															
		茅菜猪肉包子	富强粉125 猪肉45 茅菜110 香油12	452		28.9		117.5		0.5		50		11.3		5		20
		枸杞银耳汤	干银耳3 枸杞子3 冰糖4		814		24.4		578		0.52		541		3.95		9	
		酸奶	酸奶150															
	供给量			1281	2400	88.3	69.3	348.5	1260	1.61	1.24	146	957	28.9	13.18	15	26	59
423	早 28%	豆包	富强粉100 红豆馅30															
		培根炒鸡蛋	培根15 鸡蛋40 洋葱15 花生油6	451	676	25.9	16.3	103.9	211	0.4	0.25	26	606	7.6	3.1	4	6	17
		四川泡菜	圆白菜25 白萝卜20 胡萝卜15 尖椒5 红椒5															
		豆腐脑	豆腐脑（带卤）175															
	午 38%	二米饭	大米100 小米40															

续表

序号	餐比	食谱	原料(g)	食量(g)	能量(kcal)	蛋白质(g)	脂肪(g)	碳水化合物(g)	维生素A(μgRE)	维生素B_1(mg)	维生素B_2(mg)	维生素C(mg)	钙(mg)	铁(mg)	锌(mg)	供能比蛋白质(%)	供能比脂肪(%)	供能比碳水化合物(%)
		宫保鸡丁	鸡胸肉50　土豆30　胡萝卜20　花生仁10															
		栗米芥蓝	芥蓝80　玉米粒25　水发木耳15	511		34.1		125.8		0.49		91		10.5		6		21
		皮蛋拌豆腐	豆腐40　松花蛋15　小葱10		913		28.9		787		0.43		276		5.51		11	
		蟹味菇青菜汤	白蘑菇15　小白菜45　香油2															
		摄入油	色拉油14															
	晚 34%	金银卷	富强粉60　玉米面50															
		蒸山药	山药125															
		油爆鱿鱼卷	鲜鱿鱼50　青椒20　红椒20															
		油面筋扒青笋	莴笋100　油面筋15	746	811	30.2	23.5	115.6	332	0.44	0.33	126	202	8.2	4.42	5	8	19
		醋溜白菜	大白菜125															

序号	餐比	食谱	原料(g)	食量(g)	能量(kcal)	蛋白质(g)	脂肪(g)	碳水化合物(g)	维生素A(μgRE)	维生素B₁(mg)	维生素B₂(mg)	维生素C(mg)	钙(mg)	铁(mg)	锌(mg)	供能比(%) 蛋白质	供能比(%) 脂肪	供能比(%) 碳水化合物
		青笋叶蘑菇汤	莴笋叶30 金针菇15 香油2															
		水果	木瓜120															
		摄入油	色拉油14															
		供给量		1708	2400	90.2	68.7	345.3	1330	1.33	1.01	242	1084	26.3	13.03	15	26	59
424	早 28%	椒盐火烧	富强粉100 花生油4															
		煮鸡蛋	鸡蛋50	429		25		98.3		0.31		10		5.5		4		16
		杏仁芹菜	杏仁10 芹菜茎65		673		19.5		390		0.6		353		3.23		7	
		酸奶	酸奶200															
	午 38%	土豆丁米饭	大米140 土豆50															
		清炖排骨藕	猪大排65 莲藕35															
		什锦豆腐	豆腐80 胡萝卜15 杏鲍菇7 香菇7 蘑菇7 大蒜5	539		33.7		133.1		0.84		83		7.4		6		22
		红椒拌苦瓜	苦瓜60 红椒10		915		26.7		197		0.33		200		5.28		10	

序号	餐比	食谱	原料(g)	食量(g)	能量(kcal)	蛋白质(g)	脂肪(g)	碳水化合物(g)	维生素A(μgRE)	维生素B₁(mg)	维生素B₂(mg)	维生素C(mg)	钙(mg)	铁(mg)	锌(mg)	供能比(%) 蛋白质	脂肪	碳水化合物
		番茄蛋花汤	番茄40 鸡蛋10															
		摄入油	色拉油8															
	晚34%	双色花卷	富强粉80 紫米面60															
		清溜鸡片	鸡胸肉50 胡萝卜10 水发木耳10 玉米淀粉3															
		栗米油菜苔	油菜苔80 玉米粒20 枸杞子3	513		34.2		116.7		0.55		118		10.5		6		19
		豆腐丝拌白菜心	大白菜80 千张10		812		21.4		418		0.42		286		5.42		8	
		海米菠菜汤	菠菜40 海米3 香油2															
		摄入油	色拉油12															
		供给量		1481	2400	92.9	67.6	348.1	1005	1.7	1.35	211	839	23.4	13.93	15	25	60
425	早28%	麻酱花卷	标准粉100 芝麻酱12	499		27.2		90.7		0.43		27		11.9		5	8	15

一日三餐 合理安排

续表

序号	餐比	食谱	原料 (g)	食量 (g)	能量 (kcal)	蛋白质 (g)	脂肪 (g)	碳水化合物 (g)	维生素A (μgRE)	维生素B_1 (mg)	维生素B_2 (mg)	维生素C (mg)	钙 (mg)	铁 (mg)	锌 (mg)	供能比 蛋白质 (%)	供能比 脂肪 (%)	供能比 碳水化合物 (%)
	午 38%	拌老虎菜	黄瓜60 青椒20 香菜10 香油2		672		21.4		195		0.61		480		3.8		8	
		牛奶卧蛋	牛奶250 鸡蛋40 绵白糖5															
		午发糕	富强粉50 玉米面80 密云小枣6 绵白糖8															
		红烧鸭块	鸭65 土豆20 胡萝卜20															
		肉丝炒蒜苗	猪瘦肉20 蒜苗80	512		36.7		124		0.72		67		9.9		6		
		五彩豆腐	豆腐50 豌豆粒20 红椒10 青椒10 南瓜10		915		28		317		0.39		178		5.02		10	21
		罗宋汤	牛腩肉10 番茄15 圆白菜10 土豆10 胡萝卜5 洋葱5															

序号	餐比	食谱	原料 (g)	食量 (g)	能量 (kcal)	蛋白质 (g)	脂肪 (g)	碳水化合物 (g)	维生素A (μgRE)	维生素B₁ (mg)	维生素B₂ (mg)	维生素C (mg)	钙 (mg)	铁 (mg)	锌 (mg)	供能比(%) 蛋白质	脂肪	碳水化合物
		摄入油	色拉油8															
	晚 34%	绿豆米饭	大米110 绿豆20															
		鲜虾仁豌豆粒	河虾40 豌豆粒45															
		咖喱土豆	土豆60 胡萝卜20 洋葱10	618		26.9		126.3		0.48		61		9.4				21
		炝炒油麦菜	油麦菜120		813		21		353		0.36		290		4.89		8	
		白蘑菇黄瓜汤	白蘑菇10 黄瓜40 香油2															
		水果	西瓜125															
		摄入油	色拉油16															
		供给量		1629	2400	90.8	70.4	341	865	1.63	1.36	155	948	31.2	13.71	15	26	59
426	早 28%	小笼包	富强粉85 猪瘦肉25 大葱50 香油6	536		26.1		100	100	0.47		16		6.3		4		17

续表

序号	餐比	食谱	原料(g)	食量(g)	能量(kcal)	蛋白质(g)	脂肪(g)	碳水化合物(g)	维生素A(μgRE)	维生素B_1(mg)	维生素B_2(mg)	维生素C(mg)	钙(mg)	铁(mg)	锌(mg)	供能比(%) 蛋白质	供能比(%) 脂肪	供能比(%) 碳水化合物
		四川泡菜	白萝卜40 胡萝卜20		671		17.9		224		0.5		382		3.57		7	
		燕麦牛奶粥	牛奶250 燕麦片20 绵白糖10															
		家常饼	标准粉100 花生油3															
		蒸红薯	红薯100															
	午 38%	川味粉蒸鸡	鸡65 米粉15 土豆20															
		滑肉花菜	猪瘦肉20 水发木耳15 花菜55 胡萝卜15	667	912	35.2	26.7	124.7	458	0.61	0.44	112	382	13.2	7.43	6	10	21
		烧塔菜	塔菜100															
		海带胡辣汤	海带35 金针菇10 花生油2															
		水果	库尔勒梨100															
		摄入油	色拉油12															

序号	餐比	食谱	原料(g)	食量(g)	能量(kcal)	蛋白质(g)	脂肪(g)	碳水化合物(g)	维生素A(μgRE)	维生素B_1(mg)	维生素B_2(mg)	维生素C(mg)	钙(mg)	铁(mg)	锌(mg)	供能比(%) 蛋白质	脂肪	碳水化合物
	晚 34%	米饭	大米125															
		烧海螺	螺40 冬笋15 干香菇4															
		羊肉味余白菜	羊后腿肉20 白菜60 香油3	592		29.2		128.9		0.38		79		12.9		5		21
		香干鲜豇豆	小香干15 鲜豇豆85		817		19.3		532		0.52		640		6.55		7	
		西芹百合	芹菜茎75 百合10 枸杞子3															
		水果	柑橘125															
		摄入油	色拉油12															
	供给量			1795	2400	90.5	63.9	353.6	1214	1.46	1.46	207	1404	32.4	17.55	15	24	61
427	早 28%	豆包	富强粉80 红豆馅20	327		21.2		107		0.29		54	281	9.9	3.52	4		18
		豆干拌芥兰	小豆干15 芥蓝60 蘑菇60 橄榄油2		672		16.8		554		0.26						16	

序号	餐比	食谱	原料(g)	食量(g)	能量(kcal)	蛋白质(g)	脂肪(g)	碳水化合物(g)	维生素A(μgRE)	维生素B₁(mg)	维生素B₂(mg)	维生素C(mg)	钙(mg)	铁(mg)	锌(mg)	供能比 蛋白质(%)	供能比 脂肪(%)	供能比 碳水化合物(%)
	午 38%	肉末菜粥	猪后臀尖20 大米45 菠菜65 香油5															
		米饭	大米125															
		蒸山药	山药85															
		滑熘肉片	猪瘦肉50 莴笋25 水发木耳15	661		32.8		131.7		0.57		36		9.7		5		22
		植物四宝	海带30 青椒30 胡萝卜15 水发腐竹10		909		26.7		278		0.51		375		6		10	
		番茄蛋花汤	番茄50 鸡蛋10 香菜2 香油2															
		酸奶	酸奶200															
		摄入油	花生油12															
	晚 34%	发糕	富强粉50 玉米面75 核桃仁6 枸杞子3 绵白糖5															

序号	餐比	食谱	原料(g)	食量(g)	能量(kcal)	蛋白质(g)	脂肪(g)	碳水化合物(g)	维生素A(μgRE)	维生素B$_1$(mg)	维生素B$_2$(mg)	维生素C(mg)	钙(mg)	铁(mg)	锌(mg)	供能比 蛋白质(%)	供能比 脂肪(%)	供能比 碳水化合物(%)
		小炒鸡杂	鸡胗25 鸡心20 鸡肝15 洋葱15 红椒10 青椒10															
		清炒绿豆芽	绿豆芽100 韭菜25	583		29		118.5		0.51		45		10.6		5		20
		花蛤豆腐白菜汤	蛤蜊肉15 大白菜50 豆腐20 香油2		819		23.5		1894		0.46		145		4.13		9	
		水果	香蕉12															
		摄入油	色拉油12															
		供给量		1571	2400	83	67	357.2	2726	1.37	1.23	135	801	30.2	13.65	14	25	59
428	早28%	三明治	咸面包100 鸡蛋40 方腿15 全脂软酪10 西红柿20 黄瓜10 生菜10	577		29.9		89.5		0.3		41		7.1		5		15
		西式泡菜	圆白菜75 胡萝卜15		672		20.8		316		0.59		469		3.59		8	
		牛奶	牛奶250 绵白糖12 燕麦片20															

续表

序号	餐比	食谱	原料(g)	食量(g)	能量(kcal)	蛋白质(g)	脂肪(g)	碳水化合物(g)	维生素A(μgRE)	维生素B_1(mg)	维生素B_2(mg)	维生素C(mg)	钙(mg)	铁(mg)	锌(mg)	供能比(%)蛋白质	供能比(%)脂肪	供能比(%)碳水化合物
	午 38%	杂粮饭	大米75 小米25 薏仁米15 高粱米15															
		红烧肉	猪前肘肉60 土豆40															
		麻婆豆腐	牛腩肋10 豆腐70 青蒜10	631		33.9		126.2		0.61		44		14.7		6		21
		素炒茼蒿	茼蒿150		913		29		438		0.45		391		5.9		11	
		海带酸辣汤	海带50 香菜2 香油1															
		水果	苹果100															
		摄入油	色拉油8															
	晚 34%	牛肉面	富强粉140 牛腩30 香菜5 油菜20	405		29.1		129.3		0.43		87		7.2		5		
		腐竹拌双花	西蓝花25 花菜40 花生仁10 腐竹8 香油2		815		19.1		405		0.26		129		3.5		7	22

一日三餐 合理安排

序号	餐比	食谱	原料(g)	食量(g)	能量(kcal)	蛋白质(g)	脂肪(g)	碳水化合物(g)	维生素A(μgRE)	维生素B_1(mg)	维生素B_2(mg)	维生素C(mg)	钙(mg)	铁(mg)	锌(mg)	供能比蛋白质(%)	供能比脂肪(%)	供能比碳水化合物(%)
		水果拼盘	香蕉45 柑橘40 猕猴桃40															
		供给量		1613	2400	92.9	68.9	345	1159	1.34	1.3	171	989	29	12.99	15	26	59
429	早 28%	红枣莲子发糕	标准粉30 蜜云小枣5 枸杞子3 紫米面50 干莲子5															
		双耳西芹	芹菜茎60 干银耳3 木耳15 香油1	453		25.3		112.5		0.45		24		7.9		4		19
		鸡蛋菠菜面片汤	富强粉40 鸡蛋40 菠菜50 花生油1		675		12		630		0.57		323		4.97		4	
		酸奶	酸奶150															
	午 38%	大米饭	大米140															
		香酥带鱼	带鱼70															
		香干拌马齿苋	香干20 大蒜5 马齿苋60	659		32.2		135.3		0.29		104		13		5		23

续表

序号	餐比	食谱	原料(g)	食量(g)	能量(kcal)	蛋白质(g)	脂肪(g)	碳水化合物(g)	维生素A(μgRE)	维生素B$_1$(mg)	维生素B$_2$(mg)	维生素C(mg)	钙(mg)	铁(mg)	锌(mg)	供能比(%) 蛋白质	脂肪	碳水化合物
		洋葱木耳炒青椒	青椒50 洋葱30 水发木耳20 红椒10		908		25.2		406		0.34		346		4.56		9	
		番茄蛋花汤	番茄50 鸡蛋10 香菜2 香油1															
		水果	梨100 圣女果75															
		摄入油	色拉油16															
	晚 34%	肉丝炒饼	富强粉115 猪肉50 绿豆芽90 胡萝卜15 韭菜15 花生油12															
		椒油海带丝	水发海带50 胡萝卜10 莴笋10 香油2	439		26.3		121.2		0.54		23		8.3		4		20
		山药小米粥	山药20 小米25		817		24.6		261		0.23		206		3.6		9	
		红果酪	山楂20 绵白糖5															
		供给量		1551	2400	83.8	61.8	369	1297	1.28	1.14	151	875	29.2	13.13	14	23	63
430	早 28%	麻酱全麦面包	小麦75 芝麻酱8															

序号	餐比	食谱	原料(g)	食量(g)	能量(kcal)	蛋白质(g)	脂肪(g)	碳水化合物(g)	维生素A(μgRE)	维生素B₁(mg)	维生素B₂(mg)	维生素C(mg)	钙(mg)	铁(mg)	锌(mg)	供能比(%) 蛋白质	供能比(%) 脂肪	供能比(%) 碳水化合物
		鹌鹑蛋	鹌鹑蛋30	488		26.7		87.5		0.49		8		13.1		4		15
		双耳西芹	芹菜茎70 水发木耳15 干银耳2 香油3		671		21.3		400		0.69		503		4.57		8	
		牛奶麦片粥	牛奶250 燕麦片25 绵白糖10															
	午 38%	米饭	大米140															
		三杯鸡翅	鸡翅70 土豆30 绵白糖5															
		素烧茄子	茄子125 西红柿25 玉米淀粉2	583		31.6		135.7		0.31		46		10.1		5		23
		清炒鲜豇豆	鲜豇豆80 小香干15 胡萝卜15		915		26.4		275		0.33		263		5.12		10	
		番茄蛋花汤	西红柿50 鸡蛋10 香菜2 香油2															
		摄入油	花生油12															

续表

序号	餐比	食谱	原料(g)	食量(g)	能量(kcal)	蛋白质(g)	脂肪(g)	碳水化合物(g)	维生素A(μgRE)	维生素B₁(mg)	维生素B₂(mg)	维生素C(mg)	钙(mg)	铁(mg)	锌(mg)	供能比 蛋白质(%)	脂肪(%)	碳水化合物(%)
	晚 34%	发面饼	富强粉140															
		时蔬鲜贝	鲜扇贝50 蒜苗30 胡萝卜20															
		蚝油双菇	磨菇50 干香菇10	532		26.8		136.4		0.44		52		13.6		4		23
		虾皮苋菜汤	绿苋菜50 虾皮3 香油2		814		16.6		337		0.56		273		9.68		6	
		水果	苹果150 红果15															
		摄入油	花生油12															
	供 给 量			1603	2400	85.1	64.3	359.6	1012	1.24	1.58	106	1039	36.8	19.37	14	24	62
431	早 28%	杂粮煎饼	标准粉35 荞麦面20 玉米面20 绿豆面10 鸡蛋40 焦圈20 生菜15 甜面酱15 大葱2 香菜2	444		25.1		96.1	208	0.35		6		6.3		4		16
		牛奶	牛奶250 绵白糖15		674		20.5				0.57		342		3.61		8	

序号	餐比	食谱	原料(g)	食量(g)	能量(kcal)	蛋白质(g)	脂肪(g)	碳水化合物(g)	维生素A(μgRE)	维生素B₁(mg)	维生素B₂(mg)	维生素C(mg)	钙(mg)	铁(mg)	锌(mg)	供能比(%) 蛋白质	供能比(%) 脂肪	供能比(%) 碳水化合物
午 38%		发面饼	富强粉135															
		酥炸鸡柳	鸡胸肉60 花生油10 玉米淀粉8	545		36.1		134.2		0.44		72		11.7		6		22
		大拌菜	小香干15 黄瓜20 胡萝卜15 花生仁10 莲藕25 青椒20 生菜15 橄榄油2		918		25.1		490		0.33		286		3.59		9	
		淡菜菠菜汤	淡菜干3 香油2 菠菜60															
		水果	菠萝85 樱桃60															
晚 34%		猪肉鲜蘑小白菜包	富强粉140 蘑菇50 香油10 猪肉45 小白菜125	503		30.7		119		0.56		43		9.1		5		20
		小葱拌豆腐	豆腐50 香油2 小葱10		808		22.5		476		0.46		255		4.18		8	
		南瓜酪	南瓜65 绵白糖6															
供给量				1492	2400	91.9	68.1	349.3	1174	1.35	1.36	121	883	27.1	11.38	15	26	59

■ 营养食谱的运用实例

以上各餐配餐食谱以1000kcal能量为基准，全天三餐配餐食谱以2400kcal为基准，均是精心设计、计算，经多次调整后的基本达标的营养食谱。彼此间有通用性、交换性、可选性，应用方便快捷。

运用排列组合方法可以做到长期用膳不重复。通过统计测定就餐人所需能量，确定能量系数，结合达标营养食谱，可以制定出多种个性化就餐学生所需的营养食谱。

实例：设计高年级小学生营养午餐带量食谱

已知：①可供参考的营养食谱有101~130号午餐食谱、201~230号晚餐食谱、501~530号集体午餐食谱、301~330号主食套餐食谱；②高年级小学生每人每天所需能量是2000kcal；③设定午餐能量占全天能量的38%。

设计步骤如下。

（1）选定参考营养食谱　选用503号食谱。

（2）计算午餐能量　2000×38%=760kcal。

（3）计算能量系数　760÷1000=0.76

503号食谱

（4）用503号食谱各项数据乘以0.76，即可取得所需带量食谱。

（5）高年级小学生营养午餐带量食谱

米饭：大米61g　小米23g

枣卷：富强粉38g　小枣4g

鱼香肉丝：猪瘦肉38g　莴笋19g　水发木耳11g　胡萝卜11g

肉片香干炒黄瓜：猪前臀尖肉19g　小香干19g　黄瓜53g　红椒8g

香菇油菜：油菜76g　水发香菇19g

南瓜银耳汤：南瓜34g　水发银耳15g　枸杞2g　绵白糖5g

摄入油：11g

［营养成分］

能量：760kcal，蛋白质29g，脂肪21g，碳水化合物110g，

维生素A 290μgRE，维生素B$_1$ 0.56mg，维生素B$_2$ 0.35mg，

维生素C 46mg，钙348mg，铁12.8mg，锌4.85mg。

蛋白质供能比15%，脂肪供能比25%，碳水化合物供能比60%。

食品卫生安全保障

俗话说："病从口入"。人吃了被有害物质污染（如细菌、寄生虫、农药、化肥等）或腐败变质的食物，轻则呕吐腹泻，引起胃肠道反应，重则导致急、慢性食物中毒，还有致畸、致癌、致突变的可能，甚至危及生命。所以，饮食卫生是平衡膳食的前提条件。学生膳食一定要做到无毒无害、安全卫生，杜绝食物中毒。为此，家长应注意以下几个方面。

■ 食品选购

无论是购买食品原料还是成品，都要力求新鲜，应符合卫生质量标准，并具有相应的色、香、味、形等感官性状。还要注意包装材料的卫生，看准保质期。纯天然无公害绿色食品应为首选。学生食品尽量到正规的市场选购，以保证食品质量。

■ 食品贮存

食物（或成品）的性质和品种不同，贮存的方法也不同。存放食品时要注意环境温度与湿度，包装食品要注意保质期，以防食品发生变质。如粮食、干豆、食用菌等含水量少的食品宜存放在清洁的器皿中，放于干燥、通风、遮阳、凉爽处，而且要勤检查、防虫蛀，腐竹、坚果要防酸败。

随着生活水平的提高，电冰箱日益普及，成了保存食物的理想工具。许多人认为将食品放入冰箱，饮食卫生就有了保障，事实上并非如此。冰箱是利用低温抑制微生物的生长发育及酶催化作用，降低食品的氧化速度来保藏食品。低温虽然对微生物有抑制作用，但并没有使其丧失生命力。尤其是杆菌的芽孢和霉菌的孢子等具有强耐寒性能的微生物对低温的耐受力很强，不会被"冻死"。所以当食品从冰箱取出，温度升高后，微生物又可以恢复活动能力，并生长繁殖。另外，嗜冷型微生物也常见于冰箱冷藏室中（嗜冷型微生物最适合生长的温度为5~10℃，冰箱冷藏温度为0~10℃，恰好促进其发育繁殖），食品直接或间接受到嗜冷型微生物的污染，冷藏于冰箱之中同样会腐败变质。

用冰箱贮存食品时要注意卫生。贮存于冰箱冷藏室的熟肉制品、豆制品及剩的主（副）食品食用前要充分加热；蔬菜和水果要重新消毒清洗后方可食用，同时要严格保证冰箱内的卫生。冰箱卫生应注意以下几点。

（1）合理安排，规律存放。不同种类的食品需要的贮藏温度不同，如肉类食品原料应放在冷冻室，即零度以下保存。奶、蛋、蔬菜、水果、熟肉、剩菜饭应放在冷藏室，即0℃以上保鲜。生鱼、禽类食物应先初加工，除去内脏、毛、鳃、鳞等部位，洗净沥水后放入食品袋中，再放入冰箱冰冻室。

生熟食物要分开存放，要在存放的器皿上加保鲜膜，出血水的食物要存放在下面。

（2）注意食品存放日期，力求在食品保存期内食用。

（3）定期清洁冰箱，保持冰箱内的卫生。

■ 食品加工制作

（1）原料加工前要认真除去异物和不可食部分，如肉筋、菜根、黄叶、粗糙纤维等，并进行清洗。尤其是做凉拌菜和水果拼盘时，更要彻底洗净泥沙、杂质和残留的农药、化肥，并进行消毒。

（2）冷冻食品应完全解冻后再进行加工和烹调，忌解冻后二次冻结。

（3）加工过程中应荤、素分开，生、熟分开，防止微生物交叉污染。家庭中切熟食、生食、水果的刀、菜板、盛器应该专用，并分开放置。尤其是切冷菜的工具要注意卫生，使用前后应该洗净消毒。

（4）卤、酱制冷菜时，大块原料要一次性煮透烧熟，不要半生不熟过夜。使用的调味品和添加剂要符合食品卫生要求。

（5）烹制过程中要注意使原料均匀受热，烹至成熟，达到杀灭原料中寄生虫卵和微生物的目的。烹调中注意火候，防止烧焦烧煳。

（6）剩食物要重新充分加热方可食用。

（7）讲究个人卫生，烹制菜肴前要洗手，在切制直接入口食品前，更要注意手、刀、板、盛器的卫生。

■ 餐具卫生

餐具的清洗消毒是保证膳食卫生的重要环节，用餐后餐具要清洗干净，使用的洗涤剂应该具备洗涤性能强、具亲水性、容易冲洗、安全无毒的特点。餐具应每周消毒一次，即将碗、盘、勺、筷子等放在锅中用水煮沸或蒸15分钟。消毒后的餐具不要用抹布擦拭，避免二次污染，应放置在清洁的碗柜内或用清洁纱布遮盖。

一些易碎或不耐热的餐具（如茶杯、酒杯、塑料器皿等）消毒时应采用杀菌剂。但要注意消毒后一定要用清洁的水把杀菌剂冲洗干净，避免化学污染。

砧板是家庭必备之物，做菜、做饭都离不开它。砧板多为木质的，上面有许多刀痕，切肉切菜遗留的残渣会滞留其中，常常会被细菌、霉菌污染。卫生监督部门经检测发现，使用1天的砧板上，每平方厘米各种细菌数量高达几十万。所以砧板要常刷洗、常消毒，清洁一定要立放在干燥通风处。抹布也要餐餐洗净、摊平、挂晾，并经常消毒、日晒。

■ 预防食物中毒

夏季气温高，最有利于细菌的生长繁殖，所以要严把食品卫生关，谨防细菌性食物中毒的发生。

某些食物本身含有毒素，对于这类食物应认真仔细地鉴别，如毒蕈（毒蘑菇）、河豚不能吃。有些食物中的毒素通过加工和烹调手段可以去除，如扁豆要摘去两头，煮熟烧透，方可食用；吃土豆要削皮，发芽土豆最好不要食用；鲜忘忧草（黄花菜）要洗净、浸泡，并进行焯烫，才能进行制作；生豆浆要彻底加热，"假沸"现象后应继续煮制10分钟才能饮用……

食品或原料，尤其是酸味食品，不要放在劣质陶釉和劣质搪瓷器皿、镀锌含锌或铁器皿中，以免发生铅、锌等重金属中毒。农村在存放农药、化肥时要妥善保管，严格做到食物（如粮食、豆类等）与以上物质分开存放。

家庭中要把食品与药品、化妆品以及除虫剂等非食品分开存放，某些非食品（如除蚊剂、灭鼠药、亚硝酸盐）必须备有明显标志。

总之，食品卫生最重要，一定要做到万无一失，确保学生的健康。

良好习惯
文明用餐

良好的饮食习惯有利于胃肠器官的保护与功能的正常发挥，提高食物的消化吸收率，使各种营养物质能充分被人体利用，有益于生长发育和身心健康。不良饮食习惯是营养消化吸收的一大障碍，应当纠正。

■ 定时定量

切忌暴饮暴食或零食不断。《千金要方》中说："饮食以时，饥饱得中。"指的就是吃饭要定时定量。定时定量用餐是影响人产生主观食欲的条件刺激因素。一旦养成规律用餐的习惯，那么只要到了进餐的时间，就会出现主观食欲，消化道预先分泌出适宜的消化液，从而保证所给予的食物能充分地消化与吸收，同时使胃肠器官有休息调整的时间。反之，进餐紊乱、时间不定、饥饱不定，则不能有效形成主观食欲，并影响消化功能和效果。

人不该过分饥渴以后才进食和饮水，在大饥大渴之时，最容易一次性吃得过饱或喝得太多。胃肠如此超负荷运作，难以适应，必造成伤害。古人主张："不欲极饥而食，食不可过饱；不欲极渴而饮，饮不宜过多。"一旦出现饥渴难耐的情况，要克制自我，做到缓缓进食、渐渐饮水。

逢年过节，亲朋聚会时，有些学生狂饮暴食，使得胃肠爆满，出现头晕、腹胀、呕吐等症状，甚至会引起胃扩张、胰腺炎、胆囊炎、胃肠炎等多种后患。人的胃容量和消化能力是有限的，短时间大量进食，胃器官承受不了，消化液的分泌也供不应求，不仅食物不能消化吸收，还会严重影响消化系统的健康。

有些学生喜欢吃零食，零食吃得过多，使胃肠道得不到适当的休息，造成消化液分泌失调、胃肠功能紊乱。零食不离口，势必会使食欲减退。零食营养片面，久而久之，会造成营养不良、体质下降。所以吃零食也要讲究适时适量。

■ 细嚼慢咽

吃饭应该做到细嚼慢咽。咀嚼是口腔对食物进行机械性消化的重要步骤，其作用有三：①将食物由大变小、由粗变细，即由食物变为食物团；②让口腔消化液——唾液与食物充分地混合，使食物润湿变软，以利于口腔消化活动的充分进行；③咀嚼到一定程度时，把食物团输送到下一个消化器官。食物在口腔得到充分地咀嚼，口腔消化减轻了胃肠部位的负担。反之，狼吞虎咽，食物在口腔未能变软、变细、充分消化，就会造成胃肠负担加重，时间一长，就会造成胃肠疾病。

最新研究证实，在咀嚼食物过程中分泌出的唾液含有13种消化酶、11种矿物质、9种维生素、多种有机酸和激素。其中的过氧化物异化酶（SOD）、维生素E和维生素C等成分都具有很强的解毒、抗病毒和抗癌能力。鉴于唾液的多种奇妙功能，日本营养学家西岗说："细嚼慢咽对人体健康不但意义重大，我甚至把预防癌症和很多疾病的希望寄托于此。"

有些学生喜欢吃汤水泡饭，这极不可取。俗话说："汤泡饭，嚼不烂"。这种吃法使唾液来不及和食物充分拌和，食物便被"冲"进了胃里。同时也冲淡了唾液和胃肠消化液，影响胃肠消化吸收功能，容易造成胃病。不过，吃饭时少量喝些汤，可润湿口腔、调和口味、增进食欲、刺激消化液分泌，有利消化与吸收。

■ 专心用餐

人的各种活动都在大脑统一支配下协调完成。吃饭时思想专一、心境平和，大脑集中指挥这一行动，使人进餐时对食品的色、香、味产生明显的感受，定会增加食欲，增强消化液的分泌和胃肠的蠕动，食物就会充分被消化吸收。一些学生一边吃饭一边看书，还有些学生利用吃饭的时间看电视、看手机，结果声、光、景、情与食品一起强烈地刺激大脑神经，分散了吃饭的注意力，使大脑这个"司令部"同时指挥几个"战场"，势必影响食欲与消化，使消化器官功能减弱，引起胃肠疾病，造成营养不良。

此外，饭后也不应马上复习功课，应让食物在胃肠得以充分消化。因此饭后应适当休息放松一下。

■ 温度适宜

我国自古以来就有许多"饮食调和，有益脾胃"的论述。如"养生镜"中的"饮食六宜"之一是"食宜暖些"。明代医学家龚延贤认为"凡以饮食，无论四时，常令温暖，夏月伏阴在内暖食尤宜"。《医方集解》中也指出："食凉水瓜果，则病泄利腹痛。"告诫人们饮食宜温，生冷宜少。

胃肠是人的主要消化吸收器官。胃喜暖而恶寒，食过冷食品会造成胃肠血管骤然收缩，导致消化液分泌减少、消化吸收能力下降、胃肠功能紊乱，还会出现胃肠痉挛、绞痛、呕吐、腹泻等症状。所以，即使是在盛夏气候炎热之时，冰棒、冷饮、冰镇水果也不可多吃。冰箱内的食物取出后要放置半小时才能食用，熟肉、剩饭菜更需充分加热后再食用。

饮食也不应过热。超过65℃，口腔黏膜和食管易被烫伤，长时间反复的热刺激会使口腔、食管、胃黏膜细胞失去免疫功能，在致癌物质的诱导下，容易导致食管癌变。如我国北方农村有喝热粥、热汤的习惯，所以食管癌的发病率比其他地区高得多。

一般说来，饮食的温度以人体温度为中心，上下浮动不超过25℃。

■ 不偏食、挑食

偏食、挑食的学生由于偏爱某些食物，拒食另外一些食物，获得的营养片面、失衡，往往面黄肌瘦，是应该纠正的不良饮食习惯。家长除了要耐心向学生讲明饮食宜广忌偏的道理外，还应提高烹调技艺，善调口味。某些带有特殊味道的食物更应设法通过巧妙的调味和烹制，使其中的异味得以掩盖、淡化或去除，使学生乐于接受。比如胡萝卜是营养丰富且利脑的一种蔬菜，但是胡萝卜有异香味，许多学生不喜欢吃。如果把胡萝卜切成细丝在油中煸炒至熟盛入盘中，上面放上切成丝的蛋皮和香菜，用盐、味精、醋拌食，那么这道色彩鲜艳、清爽味鲜的菜，吃起来就十分可口，而且营养构成合理；还可以用胡萝卜末、鸡蛋、豆腐作原料炸成丸子，蘸椒盐或蒜酱、番茄沙司吃；胡萝卜还可以制馅包饺子或包包子；如果将胡萝卜切成滚刀块与羊肉放在一起清炖，既去除了羊肉的膻味，也淡化了胡萝卜的异香味，使菜品好吃又有营养。

饮食调理
健脑护眼

益智健脑的营养素及其食物

人的大脑是高级神经中枢，人体的视、听、嗅、味、触等感觉，以及记忆、思维、想象、语言等各种活动，全靠大脑神经来调控。人脑的重量不过1400g左右，却拥有140亿个神经细胞，这些神经细胞既严格分工又相互联系、密切配合。学生高度的脑力消耗必须及时供给和补充营养，才能确保学习效率。据研究，公认的健脑益智营养素有：脂类、蛋白质、糖类、维生素及矿物质，分别叙述如下。

■ 聪明有赖于脂类

脂类是构成脑细胞的重要成分，脑干重的50%~60%是由脂类构成的，其中的40%~50%是人体自身无法合成的多不饱和脂肪酸，如亚油酸、亚麻酸和花生四烯酸，因此必须由食物不断地供给。它们能促进脑神经发育和神经纤维髓鞘的形成，并保证它们有良好的功能。从食物中摄取的亚油酸、亚麻酸、花生四烯酸在小肠里被吸收进血液，接着被运送到肝脏，生成高级的长链不饱和脂肪酸，成为具有高级功能的多不饱和脂肪酸，如DHA，它能明显提高记忆力和判断力。血液又将肝脏合成的DHA输送到大脑中。

高不饱和脂肪酸的食物来源主要是深海鱼类，特别是鱼脑、鱼眼、鱼肠、鱼油、海狗油及肉食性动物脂肪。

食物中富含大脑所需脂类的食物有大豆制品、蘑菇、核桃、芝麻、葵花籽、松子仁、花生、植物油、动物脑、骨髓和蛋黄等。

大脑中拥有的140亿个神经细胞，它们是互相不通的，要靠神经轴突到达神经末梢的神经传递物质，不断地在神经冲动时作用于下一个神经细胞，才能引起生理效应，产生神奇的思维功能。乙酰胆碱就是大脑神经信息传递的主要物质。学生长时间紧张用脑时，乙酰胆碱的消耗量就急剧增加。乙酰胆碱供应充足时，大脑思维灵敏、活跃，可使衰退的记忆力迅速恢复。如果乙酰胆碱缺乏，则思维和记忆减退，分析、综合、判断、推理能力下降，学习成绩差。

食物中的亚油酸是合成卵磷脂的主要成分，卵磷脂能使大脑产生大量的乙酰胆碱，卵磷脂在大脑中含量很高，因此应常吃含亚油酸和卵磷脂丰富的食物。食物中蛋黄、鱼、肉、大豆、肝脏等都富含乙酰胆碱。这些食品进入人体后，所含胆碱能被大脑从血液中直接吸收，在脑中转化成乙酰胆碱。尤其是蛋黄，含卵磷脂较多，被分解后，能释放出较多的胆碱。所以学生每日吃一些蛋黄和肉、豆类等食物，有利于智力的发展。

■ 提高智力的诀窍在蛋白质

蛋白质是脑细胞的物质基础，蛋白质占脑干重的30%~35%，主持着大脑的兴奋和抑制过程。学生的学习、记忆、语言、思考等智力活动都涉及蛋白质的供应，大脑细胞的代谢也需要蛋白质来补充。学习时，大脑神经系统紧张地运转，对蛋白质的需求旺盛，大脑细胞需要的蛋白质大多是由必需氨基酸组成。实验证明，摄入丰富的完全蛋白质，会增强记忆力。

益智类食物中含蛋白质较多的有：奶及奶制品、蛋及蛋制品、瘦肉、水产品、动物心、大豆、芝麻等。

■ 大脑的活动能量来源于糖类（碳水化合物）

大脑细胞的功能活动在人体各器官中最为旺盛，大脑中有240千米长的运输渠道——微细胞血管，血液昼夜不停地向脑细胞输送氧气、葡萄糖和其他营养物质。葡萄糖与氧化合为脑细胞提供活动的能量。葡萄糖能维持脑神经系统的正常功能，增强耐力，提高学习效率。虽然脑的重量仅是全身重量的2%，但脑所消耗的能量，即脑所消耗的葡萄糖量却达到全身能量消耗总数的20%。

学生靠良好的记忆力和快捷敏锐的思维力把所学的知识存储在大脑中，脑组织代谢的能量从哪里来呢？

大脑只会利用而不能储备能量，学生身体中2/3以上的血糖都用于脑活动消耗，以保证十分活跃的大脑需求。血液中储备的血糖十分有限，为维持一定的血糖浓度，除依赖于肝脏的应急补充外，更重要的是膳食中碳水化合物的及时提供。

学生忽略了吃早餐，很容易造成低血糖，甚至会出现昏厥。其实，我们平时食用的粮食食品，所含糖类已足够满足全身及脑力活动的需要，因此，吃饭时一定要吃粮食，不能为追求"身材苗条"而只吃菜不吃饭。只要有规律的进食，一日三餐就可以保证糖分的供给。相反，一些家长担心孩子低血糖，一味地给孩子补充含糖量较高的健脑保健品，也是不可取的。

含糖类的健脑食物有：面粉、大米、小米、薯类、藕粉、桂圆、芡实、大枣、木耳、荔枝、山药、枸杞子、百合、薏米、红糖及蜂蜜等。

■ 维生素可提高脑细胞的活力

维生素C促使脑细胞在活动过程中及时补充所需的氧和营养物质，增加大脑敏锐性。若维生素C缺乏，脑的神经管容易堵塞、松弛、变细，甚至导致脑细胞活力降低和功能障碍。含维生素C丰富的食物有苦瓜、苤蓝、青椒、小白菜、花菜、油菜、豌豆苗、鲜枣、猕猴桃、山楂和柑橘等。益智类食物中维生素C含量较多的有桂圆、枸杞子、樱桃和藕等。

维生素B族参与形成各种辅酶，参与供热营养素的正常新陈代谢，调节生理功能，保证大脑的能量供应和神经传导物质的形成。如维生素B_1调节神经活动；维生素B_2能提高人体对环境应激的适应能力，提高眼睛对光和颜色的分辨能力；维生素B_6参与神经系统中某些酶的合成，使神经递质水平提高。含维生素B族丰富的健脑食物有核桃、芝麻、黄花菜、鹌鹑肉、鳝鱼、螃蟹、动物内脏、瘦肉、蛋、乳、绿色蔬菜、食用菌藻类和豆类等。

维生素A有促进脑及全身发育成长的作用，富含维生素A的益智食物有动物肝脏、禽蛋、螃蟹、牛奶和奶酪等。

维生素E有极强的抗氧化作用，可防止脑内产生过氧化物，防止大脑和身体活力衰减。富含维生素E的食物有植物油、芝麻、花生等坚果类食物、土豆、鸡肉和鸡蛋等。

味精不仅是调味品，还是营养物质，但在烹调时，应注意适时适量加入。味精的成分是谷氨酸钠，谷氨酸是组成蛋白质的成分，且易于被人体吸收形成人体蛋白质。它还能与血氨结合，形成谷氨酰胺，参与脑蛋白质代谢和脑糖代谢，并可解除组织代谢过程中所产生的氨的毒性作用，对以大脑为首的中枢神经系统的正常活动起着良好的作用。

■ 矿物质调节大脑生理功能

矿物质是调节脑生理功能的重要物质，其中钙和铁尤为重要。钙能保证脑力持久，抑制脑神经的异常兴奋，保持头脑冷静，提高判断能力，消除精神疲劳。缺钙时会精神紧张、烦躁不安、注意力不集中、神情恍惚、思考不周密。含钙丰富的食物有牛奶、鸡蛋、虾、豆制品、芝麻酱和核桃仁等。益智类食物中含钙量较多的有芝麻、苦菜、桂圆、人乳、芡实、山药、枸杞子、鸡心、木耳、乌贼肉、大枣、茶、羊肾、乳酪、鳙鱼、鳝鱼、鲳鱼、淡菜、莲子、绿豆、水芹、藕、羊心、牛乳、青鱼、薏米、小米和枸杞叶等。

铁是人体红细胞的组成成分，铁化合物携带氧及时供给大脑。贫血会出现智力迟钝。含铁丰富的食物有肝、鸭血、猪血、芝麻酱、黑木耳和豆制品等。

镁有抑制神经兴奋的作用，防止出现神经反射的亢进或减退。含镁丰富的食物有绿叶蔬菜、坚果和卤水豆腐等。

■ 水是脑物质的运载体

水在大脑中占70%~85%，整个大脑中不同部位的含水量不同，越是高级活动部位含水越多。水还是血液的主要成分，不停地将氧和营养物质输送给大脑，还不间断地将大脑中的代谢产物排出。及时饮用适量的水分，有助于学生大脑功能的正常发挥。

■ 传统中医药名著中推荐的益脑食物

对大量的中医药名著中所记载的益脑食物进行统计，其分类结果如下。

1.益智类食物

茯神、桂圆、芝麻、苔菜、荔枝、柏子仁、茯苓、鹧鸪、山药、人乳、芡粉、桑葚、枸杞子、薇菜、黄精、藕粉、驴髓、羊髓、驴脂、薏米，共20味。

2.强记类食物

茯神、芝麻、牛心、马心、桂圆、山药、茯苓、粳米、柏子仁、羊心、猪心、鸡心、鹿心、益智仁、芡实、草果，共16味。

3.强志类食物

芡实、芝麻、葡萄、蜂蜜、木耳、乌贼鱼、樱桃、马肉、百合、大枣、枸杞叶、山樱桃、山药、粳米、斑鸠、火腿、鲤鱼、板栗，共18味。

4.填髓补脑类食物

芝麻、枸杞子、何首乌、羊肾、黄精、芝麻叶、狗肉、雀肉、人乳、牛髓、猪髓、雀卵、黄雌鸡肉、芡粉、鹿血、酪、甘蓝、鳝血、荔枝、猪蹄爪、石首鱼、火腿、羊髓、鲳鱼、藕粉、籼米、海参、酒酿、鹿髓、乌贼鱼、猪乳、豇豆、淡菜，共33味。

5.养神类

桂圆肉、藕实、茯苓、茯神、荔枝、橘柚、芝麻、丹雄鸡、淮小麦、桑葚、绿豆、水芹、柏子仁、乌骨鸡、黄酒、大枣、山枣、枸杞子、荞麦，共19味。

6.补心养心类食物

淮小麦、桂圆、山药、鹧鸪、人乳、藕、羊心、柏子仁、猪心、牛心、茯神、枸杞叶、黄花菜、苦菜、茯苓、益智仁、桃、雀卵、牛乳、青鱼、紫菜、甘蓝，共22味。

■ 养脑补脑健脑益智食疗方

中医认为人的后天禀赋不足是肝肾亏虚、脑髓不足所致。故中医在益智健脑上采用滋补肝肾、填髓健脑的食疗方，主要验方有：

核桃芝麻莲子粥

核桃仁30g、黑芝麻30g、莲子15g、大米适量，加适量水煮粥服食。

小麦大枣粥

小麦100g（浸软、压片）、大枣10枚，加适量水煮粥服食。

羊肉炖栗枸

羊肉90g、枸杞子15g、栗子15g，调料适量，将羊肉洗净切块，与其他两味一起炖熟服食。

猪脑炖淮杞

猪脑1个、淮山药15g、枸杞子10g，加适量水炖熟服食。

鹌鹑蛋炖核桃杞子

鹌鹑蛋5个、核桃肉15g、枸杞子10g，将鹌鹑蛋用文火煮熟去壳，再一起炖熟服食。

鳖鱼骨髓汤

鳖鱼1只、猪脊髓150g，调料适量，将鳖宰杀洗净后与猪髓放入锅内，加上调料，加适量清水煮至烂熟为止，吃肉饮汤。

牛髓炖虫草山药

牛骨髓100g、冬虫夏草6g、淮山药30g，先将牛骨髓洗净蒸熟，再放入2味中药一同炖熟，调味服食。

黑豆红枣丸

黑豆、红枣适量，黑豆放入锅内炒至发出香味，然后晾干、磨成细粉；红枣蒸熟去核，同黑豆粉一同捣烂，做成丸状，每次服15g，淡盐水或黄酒送服。

牛骨髓油炒面

用牛骨髓50g、黑芝麻50g、面粉200g，一同放在铁锅中，以文火炒至淡黄色，发出面粉特有的香味，取出晾凉后，装入容器中密封。每次取油炒面50g，加红糖适量，用沸水冲服，每日1次。

五仁健脑糕

枸杞子、枣仁、桃仁、核桃仁、大枣各10g，加糯米250g，混合放入盆或大碗中，加水适量置蒸笼中蒸熟后食用。

如何保养大脑

健脑益智旨在最大限度地发掘潜藏在人们大脑中的能力。从心理医学的角度观察研究，就会发现在人们使用脑的方法中存在着许许多多的错误和浪费。这就使得脑实际拥有的潜力常常只能发挥很小一部分。有的学生却由此断定，自己的脑力不过如此，便灰心丧气，这实在令人遗憾。改善脑功能的具体方法，提供食物营养是基础，科学用脑是关键，另外养护大脑是益智健脑的保证。下面从五个方面论述。

■ 科学用脑收奇效

学习是高强度的脑力劳动，要求学生精力充沛，包括敏捷的分析、综合、判断、推理能力。这些神奇的能力都依赖人体最高司令部——大脑。如何正确、科学地用脑，提高学习效率、减少消耗是非常重要的。

人的大脑在长期生物进化过程中形成了一些重要的特性，如大脑在指挥某一项活动时，只有相应的大脑皮层区域处于兴奋状态，进行工作，而其他区域处于抑制状态，当进行另一项工作时，大脑皮层的另一区域兴奋，其他区域抑制，随活动不同表现出不断变化的镶嵌式图案；同时，当某一种活动时间过长，机体疲劳，大脑皮层的相应区域就会由兴奋状态转为抑制状态，出现保护性抑制。保护性抑制可避免大脑能量消耗过多，保护大脑和机体。

根据这些特长，在学习时要注意下列科学用脑六要素。

1.动静交替

在学习一段时间后，做一些体力活动或运动。这类活动性的休息，有利于工作的大脑皮层区域迅速恢复。

2.课程轮换

复习功课时，要把不同的课程交替复习，不要长时间进行单一学科的学习。

3.及时复习，反复强化

及时复习比隔一段时间复习效果好；反复强化经常刺激大脑可以加强记忆力。

4.复习要分清主次，有序化进行

阶段复习或总复习时，先将已熟记的内容列出清单，重点复习自己的弱项，抓住重点，分出主次，利用有限的精力，取得最佳复习效果。

5.经常用脑，勤于思考

学习中要积极主动用脑，遇事要多想少问、先想后问，独立思考，这样可使思维更敏捷，记忆更深。

6.适当休息

学习时间不宜过长，适当地休息可避免疲劳的发生。

总之，在学习中要会科学用脑，不断总结经验，提高学习效率。

■ 防止用脑过度

人的大脑是一个功能器官，尽管它比任何电子计算机都要完善复杂，但在短时间内使用过度，大脑也会因负担过重而疲乏甚至受到损伤。

人们常常感到脑力劳动持续工作时间长了，效率低，甚至出现头晕，原因是什么呢？因为脑的结构复杂，代谢旺盛，执行的生理功能多而精细。学生主要在室内坐着学习，肌肉很少活动，这样就容易引起呼吸表浅，体内新陈代谢水平较低，血液循环缓慢，大量血液潴留在腹腔内脏器和下肢，脑部供血和供氧得不到满足，而脑对缺血、缺氧是十分敏感的，所以就使脑的功能受到影响，产生头晕的感觉。用脑过度、时间过长不仅反映在头晕、头痛上，还反映在以下一些方面：四肢无力，打呵欠；注意力不集中；思维不敏捷，反应迟钝；记忆力下降；看不进书，看了一大段却不知说的什么内容，难以继续进行；写文章时掉字、错别字增多；脑力劳动引起食欲下降、恶心、呕吐，出现眼胀、视物模糊、听力下降、耳郭发热等现象；用脑时间过长出现嗜睡或瞌睡；脑力劳动后出现烦躁、郁闷不语、忧郁，有时几乎失去和人正常交谈的能力。

若出现以上现象，又的确不是疾病所引起，说明已经用脑过度，应该马上休息，无论如何不能再坚持用脑。

■ 积极参加体育锻炼

人们在脑力劳动时，一般是静坐姿势，而人体的其他器官，比如消化、呼吸、循环等系统都由于人体的相对静止，它们的功能状态跟不上大脑紧张活动的需要，尤其是眼睛最感疲劳，于是就出现"养料"不足的情况。所以，长时间脑力劳动后，会产生疲劳的感觉。这时应当休息，积极的休息方式是用体育活动代替脑力劳动。

体育锻炼可以使人精神振奋，并能促使脑中释放脑啡肽等特殊的生化物质，这些物质有促进智力发育和帮助记忆的作用。此外，体育锻炼还能消除因身体不活动或活动较少而引起的血液在内脏器官中的停滞状态，促进血液循环，使大脑等器官得到更丰富的血液供应。

让脑力劳动与体力活动交替进行，一方面消除了紧张的脑力劳动所造成的大脑高度兴奋状态，使中枢神经充分地休息；另一方面，呼吸到新鲜空气，锻炼了筋骨及内脏，促进了新陈代谢，加强了肌体各方面的功能。

当学习疲劳时，也可换一下环境、听一听美妙动听的音乐，或极目远眺蔚蓝的天空，观看花草树鸟。这些音乐和清新的环境会使人心情舒畅、精神轻松愉快，有利于尽快消除脑疲劳。

■ 保证充足的睡眠

睡眠可解除一天疲劳，恢复充沛精力，对学生来说更为重要。学生应保证每天有8小时以上的睡眠时间，午饭后最好休息一段时间，以满足生理需要。在睡觉前，最好有一段时间缓解脑力的紧张，比如散步、听音乐等，这样有利于入睡，但不要做剧烈的运动。

■ 时常做脑部按摩

学生经常按摩头部，能起到改善脑部血液循环，振奋精神，增强记忆，提高智力的效果。采取的办法如下。

（1）按太阳穴　用两手食指端分别压在双侧太阳穴上旋转，顺、逆时针方向各10~15次，此法有通经活络、止痛醒脑的作用。

（2）头顶按摩　用两手入发，以指尖接触头皮如抓痒，从前额沿头顶直至脑后，做"梳头"动作10次。再用两手拇指按住两侧太阳穴，其余四手指抓住头顶，以中度的力量从上向下，从下向上直线按摩10次。

养脑补脑健脑营养餐

下面从增强记忆力、提高反应能力、养神醒脑、恢复脑疲劳四个方面，特别为学生编写了四套营养配餐，这是根据日趋完善的营养学和我国传统的中医药健脑药膳方制定的，也就是把前面的营养理论具体落实到考期饮食中来。希望根据当地、当时和个人的条件参考选用。

有助于恢复脑疲劳的一周配餐表　　有助于提高反应能力的一周配餐表　　有助于养神醒脑的一周配餐表　　有助于增强记忆力的一周配餐表

缓解眼疲劳，恢复眼健康

学生长时间看书、写字，大脑和眼睛都会疲劳，看书时间久了眼睛惺忪模糊，眼皮沉重，有时还出现眼白充血、易流泪、怕光、眼球疼痛等症状。实际上眼睛并不是非常容易疲劳的器官，在营养供应充足、健康状况和视物环境良好的情况下，有正确的视物姿势，即使在相当长的时间内连续看书、写字，眼睛都不会感到很累。缓解眼疲劳、恢复眼健康，可从三个方面着手解决，一是摄取增强视力的营养物质，保障眼睛的健康；二是改善视物环境和用眼姿势；三是做眼保健操、点眼药。

■ 摄取增强视力的营养物质

1.维生素A与正常视觉密切相关

我们的眼睛能在白天和晚上看清东西，主要靠两种视觉细胞：一种是在白天看东西、分辨颜色的视锥细胞；另一种是在黑天看东西的视杆细胞。视杆细胞里有一种特殊的物质叫视紫质，它在弱光刺激下不断分解并引起视神经冲动，产生视觉。在暗视中，视紫质不断被消耗，因而需要不断补充。蛋白质和维生素A、维生素E、维生素C就是合成或更新缺损的视紫质的重要物质。这些营养物质，尤其是维生素A的摄入不足，会影响视觉功能，早期表现为暗处视力减弱，暗适应时间延长、夜盲，严重者可出现泪小管堵塞，畏光、睑缘炎、角膜炎、角膜干燥、软化，直至眼球萎缩而失明。

维生素A来自动物性食物和植物性食物，含量丰富的动物食物有肝脏、全奶、奶油、禽蛋等。植物性食物只含有胡萝卜素，它在消化吸收过程中可转化成具有生理活性的维生素A。含胡萝卜素丰富的植物有：胡萝卜、油菜、菠菜、南瓜、番茄、辣椒、茄子、豌豆苗、苋菜及橘、杏、桃、香蕉、葡萄、红枣、柿子等。

维生素A是脂溶性维生素，能在肝脏中大量储存，供长期消耗。我们每天约需$800\mu g$的供给量，约1/3来自动物性食物，2/3来自植物性食物中的胡萝卜素。

胡萝卜素是维生素A的安全来源，摄入过量也没有毒副作用。在普通膳食中长期大量食用维生素A含量很高的动物肝脏或维生素A强化保健品，会造成维生素A慢性或急性中毒，出现恶心、厌食、皮肤瘙痒、皮肤脱屑、耳鸣、头痛、颅内压增高等症状。动物肝中维生素A的平均含量约为$7000\mu g/100g$肝，吃60g肝可供7天消耗。目前认为，每7天左右吃一次肝较为合理，而且一次摄入量要适当。

2.维生素B族和维生素C是眼睛的保护神

维生素B_1确保视神经的健康，维持视神经系统的正常功能；如果摄入不足，眼睛感到干燥，有烧灼感、视力减退，眼调节功能减弱及视神经炎等。含维生素B_1丰富的食物有面粉、小米、豆类、坚果类和动物内脏等。维生素B_2供给充足，眼睛的感光灵敏，可提高眼睛对光和颜色的分辨能力；维生素B_2缺乏则表现为眼睑瘙痒、异物感、睑缘炎、结膜炎、视力疲劳，角膜周围有新血管生成，并可能引起白内障视网膜炎、视神经炎等。含维生素B_2丰富的食物有动物内脏、瘦肉、坚果类、黄鳝和鲜豌豆等。维生素C摄入充分，眼部的血液供应好，眼球毛细血管健康；如果缺乏维生素C，眼部症状为眼睑皮下血肿、结膜下出血及视网膜出血等。含维生素C丰富的食物有鲜枣、草莓、橙、山楂、苦瓜、苤蓝、白菜、花菜、菠菜等。

3.蛋白质是构成和修补眼组织细胞的"建筑材料"

眼睛的正常功能、衰老组织的更新及损伤后组织的修补都离不开蛋白质，所以每人每天都必须摄入一定量的蛋白质作为构成和修补组织的物质基础。如果蛋白质长期供给不足，则会使眼组织衰老、功能减退，造成严重的眼疾，甚至失明。青少年每人每天需蛋白质75~90g，其中动物性蛋白至少要占30%，才能满足身体和视功能的需要。含蛋白质丰富的食物有畜瘦肉、禽肉、鱼、蛋、牛奶和豆制品等。

4.益智明目的微量元素

钙与眼球成长有关。青少年如果长时间缺乏钙，眼睛巩膜的张力就会减退，眼内压升高，眼球前后径就会拉长，角膜睫状肌也会发生细微变化，容易发生近视。含钙丰富的食物有牛奶、蛋类、豆类、芝麻酱、核桃仁、海带、牡蛎、鱼和虾等。

硒可保护视觉器官。眼睛内含硒量很高，存在于虹膜及晶状体内。食用含硒多的食物能提高视觉敏锐性。近视患者视网膜中的硒含量比正常人低，视力容易疲劳，神经性视觉低。含硒丰富的食物有动物肝脏、蛋、鱼、贝类、大豆、蒜、蘑菇、芦笋和胡萝卜等。

锌参与视网膜中酶的组成，该酶与视黄醛的合成有关，而视黄醛直接与视力及暗适应有关。缺锌能加重维生素A缺乏对视觉器官及视觉功能的影响。牡蛎、鲱鱼含锌丰富，肉类、肝脏中含锌量也较高。

铬摄入不足与近视有关。微量元素铬能帮助控制血糖，调节脂类和蛋白质的代谢。铬摄入不足就会使胰岛素调节血糖功能发生障碍，血浆渗透压升高、眼的屈光度增大而发生近视。铬广泛存在于肝脏、瘦肉、鱼、玉米、麦片及绿叶蔬菜中。肝脏不仅含铬高，而且所含铬的活性也大，有利于眼健康。

维生素E可提高视力。维生素E可促进维生素A和硒的吸收，使它们在体内的储量增加，提高视觉功能。含维生素E丰富的食物有植物油、坚果、谷类、芝麻、豆类和肝。

■ 改善视物环境和用眼姿态

学习环境的好坏直接影响学习效率，用眼姿式是否合理往往决定能否坚持长时间学习，并减轻疲劳感。一个清洁安静的学习环境，空气清新，温度适中，光线明亮而柔和，安静而无噪音的环境，学生能够很自然地投入到学习中去。但现实环境并非都如人意。因此学生就要尽量去适应环境，家长也应尽量给孩子创造良好的学习环境。看书学习，用眼时间长，减轻眼疲劳，保护视力是关键，坐着看书，眼睛离书30cm左右是正确的姿态，由于长时间学习的疲惫，往往躺着或侧卧看书，虽躯体疲劳有所缓和，但这样更累眼、累脑，尤其是躺着易逆光看书，所以一定要改变不良的用眼姿态。不良的光射刺激，也很容易造成视觉疲劳，白天不要在阳光直射下看书。夜晚在家复习功课，最好不用普通照明灯泡的台灯，这种灯光照在书上明暗不均又刺眼，采用磨砂灯泡的光照均匀柔和；最好不用频闪晃眼的日光灯管台灯，采用全光节能灯管的台灯，光照明亮悦目。光照强度要适中，过强或过弱的光线，都会使眼神经受到刺激，感到疲劳，脑功能也会明显下降。学习累了，放眼远望，看看绿色的树木、田野、蔚蓝的天空，使人心旷神怡，头脑清醒，眼睛也能得到休息。

■ 缓解眼疲劳有妙法

经过长期紧张的学习，尤其总复习阶段难免会熬夜，不知不觉中视力早已透支。除了眼睛疲倦、充血等直接症状外，用眼过度还会导致头痛、肩酸等其他症状，缓解视疲劳可以采用以下方法。

1.放松神经、解除眼疲劳的眨眼、深呼吸法

正常活动的人，每分钟平均眨眼10~15次，每天以16小时计，大约要眨眼1万多次。眨眼时眼皮可把泪液均匀地湿润角膜，防止眼睛干涩。长时间看书学习，尤其是看黑板，要凝神专注，眨眼的次数自然而然地减少了许多，这是眼睛产生累乏的基本原因。学生可以抽时间放下书抬起头，连续眨眼睛，润湿眼球，改善眼睛的干涩感，通过上、下眼睑（眼皮）用力闭合来挤压眼球，用眼外肌运动调节视力，保护眼睛。与此同时做深呼吸，放松两肩，扩胸展腹深吸气，吸足气后憋几秒钟再呼气，让新鲜空气充分进入扩展的肺泡，与淤积在肺泡壁周围毛细血管中的二氧化碳置换，再收腹含胸把废气呼出来，如此往复进行，直至眼睛舒润、神清气爽、浑身解乏。

2.按摩眼角和鬓角，保持眼睛健康

面部有两个穴位，即眼角处的睛明穴和鬓角处的太阳穴，在眼睛很累时自然而然会去揉一揉这两个地方（见下图）。首先用手指沿着以睛明穴为中心的眼睛周围骨骼划圈，这样划4~5圈就可以了。接下来把左右两只手的手掌心分别放到两边的太阳穴上，转圈儿地揉，下一个穴位是风池穴，它和

眼睛有非常大的关联，刺激它可直接影响眼球的后侧，改善眼底动脉的供血量，有效缓解眼疲劳。它位于发际下面，耳根后面的骨头和脖子后面当中一根粗筋的正中间部分。一边深呼吸，一边用两手的食指按住风池穴，转动5~6次，就可以神清目爽、缓解不适症状了。

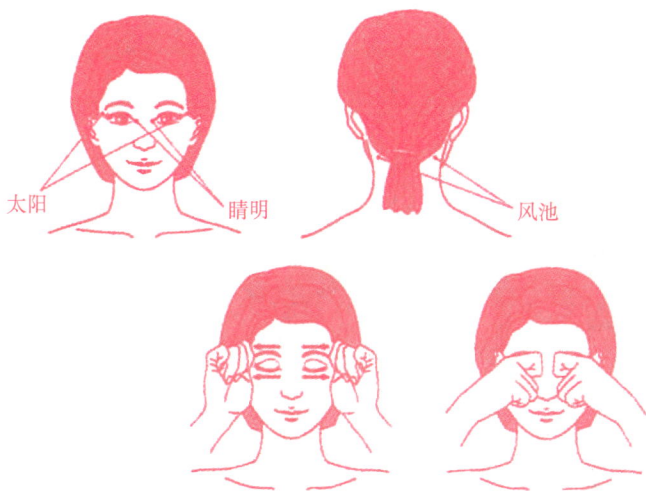

太阳　　　　睛明　　　　　　　　风池

3.眼眶按摩法

　　长时间的用脑、用眼，有的同学瞳仁里一阵阵剧痛，疼得睁不开眼；有的同学视物模糊；有的同学眼睛发红。虽然每人的感觉不尽相同，但都有头顶沉、眼球胀痛、心烦的感受。下面介绍彻底解除疲劳的眼眶按摩法。眼眶按摩是左右两手轻轻握住，用食指的侧面顺着眉头到眉梢的方向反复刮数次。做完这个动作之后以同样的手法，顺着眼睛下面的眼眶刮数次，这种简单的方法就能让你的眼睛变得清爽舒服了。

有助于解除眼疲劳、恢复眼健康的一周配餐表

| 217 |